临床实用脑电图速学

于征淼 著

科学出版社

北京

内 容 简 介

本书旨在简洁、生动地介绍脑电图领域中必需的原理和知识，以帮助初学者快速入门。既往的类似著作多成书于较早的年代，而当今部分技术已经改变，如数字化脑电图仪替代了传统仪器，同步视频监测将癫痫症状学与脑电图紧密结合，癫痫外科的发展及致痫灶定位，多导睡眠监测技术的应用等，一些知识与载体需要更新。本书涉及上述领域，并致力于把握好知识广度与深度的平衡，从脑电与临床的实际需要出发，挑选最必要的领域、最必要的知识，并注重培养分析问题的能力。书中较多地采用了图片、表格、要点陈列，既易于理解，又能讲深讲透，使深奥的知识变得条理而直观。

本书适用于脑电图初学者及非脑电图专业的医师，可为其学习脑电图知识提供参考。

图书在版编目（CIP）数据

临床实用脑电图速学 / 于征淼著. —— 北京：科学出版社，2025.3.
—— ISBN 978-7-03-081307-7

Ⅰ. R741.044

中国国家版本馆 CIP 数据核字第 2025KJ7596 号

责任编辑：郭海燕 孙 曼 / 责任校对：刘 芳
责任印制：徐晓晨 / 封面设计：陈 敬

科 学 出 版 社 出版
北京东黄城根北街 16 号
邮政编码：100717
http://www.sciencep.com
三河市骏杰印刷有限公司 印刷
科学出版社发行 各地新华书店经销
*
2025 年 3 月第 一 版 开本：787×1092 1/16
2025 年 3 月第一次印刷 印张：11
字数：275 000
定价：98.00 元
（如有印装质量问题，我社负责调换）

前　言

　　本人在学习脑电图过程中，深受两部著作的影响。一部是刘晓燕教授的《临床脑电图学》2006年第1版，2017年第2版。对于国内的脑电图工作人员来说，这本书就像教科书，具有标准性和权威性，全面客观地展示了脑电图知识体系。其中，即使对于尚未达成共识的内容，阐述也十分中正合理。另一部是大熊辉雄先生原著的中文译本《脑电图判读step by step》，包括"入门篇"与"病例篇"，第1版发行于1986年，后曾修订发行多个版本。该书以大量生动的图例和精练的文字，深入浅出地阐释了复杂深奥的知识，仅用非常少的文字，就能够达到如此的深度和广度，其出色的逻辑能力和表达能力令人高山仰止。书如其名，一步紧接一步，循序渐进。文字虽然简洁，但知识体系严谨扎实，是学习脑电图的可靠捷径。这两本书，如同明师挚友，即使我当年远涉重洋，到美国Cleveland Clinic学习的时候，也随身携带它们。

　　我于2012年创建了我院的长程视频脑电图室，2014年开始开展多导睡眠监测。很多非脑电图专业的医师，他们需要快速地学习脑电图知识，也因此前来我院短期轮训或进行科研。即使是大熊辉雄先生的著作，对于非脑电图专业的医师来说，仍然太难，恐非数月之内所能理解掌握。所以，需要一本更加浅显的书，以帮助初学者快速入门，这是着手撰写本书的初衷。大熊辉雄先生的书著于较早年代，而随着数字化脑电图仪的应用，当今部分技术已经有所改变。视频脑电监测技术的运用日益普遍，使得临床症状学与脑电图技术更加紧密地结合起来。癫痫外科手术对于致痫灶的定位，需要综合分析症状、脑电、影像。2013年起，国家医学考试中心和中国抗癫痫协会开始举行全国脑电图专业水平考试，考试内容包括脑电图及相应的临床知识能力，临床医生和脑电图技师均可参加。为了适应这种临床与脑电紧密结合的趋势，在本书中也增加了相关的临床知识以及经我诊治的临床典型病例。本书还将简要介绍多导睡眠监测技术（PSG）。此外，初学者常为一些琐碎技能感到困惑，例如安装电极的技巧、各种耗材用品的特点、软件的使用方法等，其他脑电图著作一般不提及此类知识，为了方便初学者快速入门，本书均予以扼要的介绍。

　　条条大道通罗马，学习有不同的方式和途径。在国内学习时，总是强调不同年龄、不同状态下，脑电图的特点是不同的，所以必须先搞清楚被检查者的情况，属于何种导联组合方式，再开始判读，否则将无从下手。在Cleveland Clinic学习时，我遇到了一种"逆向思维"的教学方式：给出脑电图，却不告知任何背景资料，请学习者通过阅读脑电图，推测患者的年龄、状态、导联组合方式，通过这种反推式思考来加深对脑电图的理解。

　　我曾经看过一部外国电影，有位作家传授他的写作经验——"连贯"，让打字机敲击键盘的声音连续不断，形成美妙的节奏。有些学生发愁写不出论文，在电脑前一坐数个小时，却写不出几个字来，对于他们而言，最重要的是如何进入节奏、找到感觉。多数人资质平平，学习脑电图这样复杂深奥的知识时，难以进入流畅的节奏。与其死记硬背导联的位置，不如多去给患者接线。与其绞尽脑汁琢磨原理，不如开始阅读脑电图，边干边学。大熊辉雄先生的书是从最基本的原理知识开始，一步步循序渐进。而本书不失为一种新的学习方式：一开始就连接导联、记录并阅读脑电图，在这种感性的实践认知过程中，不断地将基本原理知识融合进去，以期使相关医师快速上手、快速学习，如同电影里那位作家连贯的键盘敲击声，让节奏流畅起来。本书的学习方式可能会适合很多人。传统医学教育以学科课程为基础，建立系统的知识架构，而PBL教学（problem-based learning）则不然，以问题为核心整合各类知识，在解决问题的过程中理清思路、提高能力，本书亦是如此。本书更侧重于从实践到理论的学习方法，以一个个问题片段的方式呈现，这些问题片段是学习者最常提出的问题。对于许多大大小小的问题，本书采用了全新的方式去归类、联系、阐释。

著者挑选出本领域中必需的知识和原理，用尽可能简短易懂的方式，将其讲深讲透，并传授对于初学者十分有益的经验。通过学习本书，读者即可理解所有必需的知识和技能。鉴于医学生所要学习的知识量日益增加，因此能达到事半功倍的书籍将会备受欢迎。我一直觉得，长期从事的医学工作，尚未能充分发挥本人的创造力。而撰写此书的创造性工作，令我深感快乐。

广州中医药大学第一附属医院　于征淼

2024年9月17日

目 录

一 基础知识

二 正常脑电图

三 异常脑电图

四 脑电图与临床

五 多导睡眠监测

一

基础知识

脑电具有"波"的属性，包括频率、波幅、波形三要素，其中频率最为重要，8～13Hz 为 α 波，更快者为快波，更慢者则为慢波。生理脑电波常为平滑的"正弦形"，而棘波、尖波等癫痫样波为"尖锐形"。

脑电图受人体状态改变的影响，例如清醒和睡眠、闭眼和睁眼均有明显差别。

正常的脑电图，是在大量杂乱无章的随机性之中存在一些生理性节律。在生理性节律之外，如果脑电图突然变得非常有节律，应高度怀疑癫痫发作。

脑电是一种非常微弱的电信号，因此容易受到各种伪差的干扰。

睁闭眼、过度换气、间断闪光刺激、睡眠等，可以诱发异常脑电图，特别是癫痫样放电。

1 脑电图、脑电图仪、脑电图室

脑电图（electroencephalogram，EEG）基本原理：将电极置于患者头皮，采集脑电信号，经放大器放大数百万倍，再转化为数字信号，在电脑上使用专用软件进行阅读分析。

放大器是硬件中最关键的结构，其性能决定了脑电图仪的记录质量。

延长监测时间可以提高阳性率，配以摄像装置可以同步监测症状，称为"长程视频脑电图监测"。视频监测也有助于鉴别动作伪差。

发作间期检测目的：背景脑电是否正常？是否存在癫痫样放电或其他阵发异常？

发作期检测目的：综合脑电与症状，分析发作性事件是否属于癫痫发作？癫痫发作的种类、起源、传播过程是怎样的？

发作期的症状学记录非常重要。当癫痫发作时，应掀开被子，将患者全身置于拍摄范围内，医护人员不应站在摄像头与患者之间，以免遮挡拍摄。如果配备了两个摄像头，可用其中一个拍摄患者全身，用另一个拍摄面部或其他局部的特写。

症状发作时，患者或家属可通过床边按钮打标，医生阅读脑电图时可见此标记。如果未打标，仍可以通过脑电图发现癫痫发作，通过脑电图伪差或视频发现抽搐等异常动作，但对于腹痛、恐惧等症状，可能无法确定其发作时间。

放大器和摄像头置于监测床旁，所采集的数据通过网线传出，医生办公室的电脑屏幕上实时显示监测到的脑电和视频，又通过局域网与其他电脑连接，可在多个终端同时进行阅读分析。如有需要，可以在护士站或监测床旁增设屏幕，便于观察。

脑电图仪应可靠接地。监测过程中尽量避免受到电器、手机等电磁干扰。脑电图室应远离磁共振等大型电气设备，如果必须邻近，则脑电图室需要特殊设计建造。

癫痫发作必须得到及时处理，视频脑电监测需要医生和护士值守。为了减少成本，很多医院将视频脑电图室设置在神经科病房内，且一般置于病房的边缘区域，使监测环境相对安静。

2 10-20系统

根据国际上通用的10-20系统（图1-1），确定头皮上安放电极的位置。该系统得名于每两个电极之间的距离是10%或20%，按照比例确定位置。优点在于，不论头颅尺寸大小，以及头型是否变异，都能够找到恰当的位置。

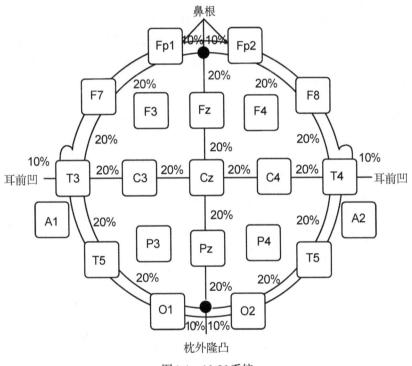

图1-1 10-20系统

首先在头皮上确定前后连线和左右连线。前后连线由鼻根到枕外隆凸，共100%，由鼻根往后间隔10%、20%、20%、20%、20%依次为额极中线（Fpz）、额中线（Fz）、中央中线（Cz）、顶中线（Pz）、枕中线（Oz），再10%至枕外隆凸；左右连线为双耳前凹连线，亦为100%，最中间50%点为Cz，由Cz开始，向左20%为左中央（C3），再20%为左中颞（T3），再10%至左耳前凹，向右20%为右中央（C4），再20%为右中颞（T4），再10%至右耳前凹。前后连线和左右连线在颅顶交会于Cz。

通过Fpz、T3、Oz、T4连接环线，左右各为100%，由前至后，前10%为Fp1、Fp2，再20%为F7、F8，再20%为T3、T4，再20%为T5、T6，再20%为O1、O2，再10%为Oz。O1、O2间距为20%，Fp1、Fp2间距亦为20%。

从Fp1经C3至O1，作左矢状旁连线，共为80%，其间每隔20%依次为F3、C3、P3；从Fp2经C4至O2，作右矢状旁连线，共为80%，其间每隔20%依次为F4、C4、P4。

F3恰好位于Fp1、F7、C3、Fz的中点，F4位于Fp2、F8、C4、Fz的中点，P3位于C3、T5、O1、Pz的中点，P4位于C4、T6、O2、Pz的中点。

命名规则：Fp代表额极（frontal pole），F代表额（frontal），T代表颞（temporal），C代表中央（central），P代表顶（parietal），O代表枕（occipital）。电极名称的后缀，奇数表示位于左侧，偶数表示位于右侧，字母z则表示位于中线。F7和F8是例外，虽然F代表"frontal"，但F7和F8被称为左前颞和右前颞。

T1和T2位于眼外眦与外耳孔连线的后1/3点向上2cm处，与F7和F8相比，更接近前颞区。

接线时遵循左右对称、间距相等的原则。因为Cz位于前后左右的中点，建议首先确定Cz的位置。左右相应的电极位置务必对称，电极安放不对称，可能导致记录的脑电活动不对称。

参考导联（ref）和地线（gnd）可接在头皮的任何部位。

头盒（图1-2）的一端连接放大器，另一端通过电极线连接患者头皮。图1-2中的头盒，左侧大脑半球导联的插孔已经插入电极线，而右侧大脑半球及中线导联的插孔为空，下方成对的备用插孔可用来记录心电、肌电等。

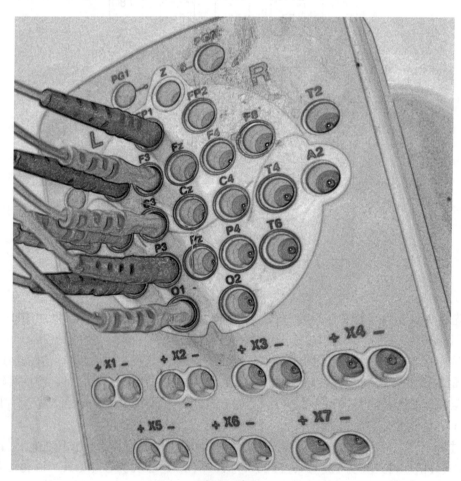

图1-2 头盒

3 从接线开始

脑电图检查，首先要将电极固定在患者头皮上，俗称为"接线"。接线的质量好坏，取决于电极位置是否准确，以及连接是否牢固。

★阻抗检查

打开"阻抗检查"功能，电脑屏幕将实时显示每个电极的电阻。选择电阻的达标值，常用5kΩ或10kΩ，要求高时选2kΩ。每个电极对应屏幕上一个红色光点，以及头盒上的一盏黄色小灯。每接好一个电极，电阻达标，相应的红色光点变绿，黄色小灯熄灭。

★电极线

长程脑电监测使用盘状电极，电极线的一端是小盘，另一端插入头盒的插孔。盘状电极固定于头部后，患者仍可枕卧。

★去除油污

洗头以去除油污。紧急情况下，以无水乙醇局部擦拭。

★梳头

确定头皮上放置电极的点，将头发梳开，使电极小盘覆盖尽量少的头发。

★头发状况

光头是最佳的接线和记录状态，但不剃头也可达到较理想的记录效果。最难接线的发型有非常短的硬质头发和长头发两种，非常短的硬质头发会将胶布撑起，长头发则容易让整个头帽顺着头发向上方滑脱。

★打磨

用磨砂膏打磨头皮上准备放置电极的点，去除部分角质层。

★导电糊

将小盘内盛满导电糊，微微凸起最佳。导电糊过少则接触不充分，过多则溢出，导致电极固定不牢，而且有汗时容易造成短路。

★贴胶布

使用防过敏胶布。将胶布沿着电极小盘和线的轮廓压紧。用力压时，以另一只手扶住头的对侧。

★接线

先确定Cz的位置（前后左右的中点）。

参考导联（ref）仅用于脑电的对比计算，可以接在头部任何部位。只有当参考导联接好后，阻抗检查才会生效。

双侧对应的电极位置务必对称。

从不同角度进行观察，确认电极的位置和相互关系正确。换一个角度观察时，可能发现原本以为正确的位置其实是偏离的。接好线的头颅如图1-3所示。

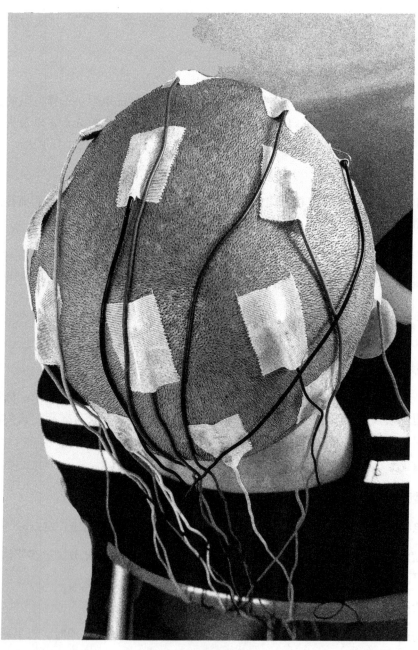

图1-3　接好线的头颅

接线完毕后，所有的电极线将被捆绑成束，像辫子一样垂于脑后，所以，应该注意电极线在头皮的固定方向，都是顺着电极线束的方向，可以减少牵拉的影响。

巧妙地处理头发与电极的相互关系。使头发覆压导线，有助于良好固定；反之，如果头发的支撑令导线翘起，则容易松动。

★绷带固定

与头外伤的绷带固定法相同，用绷带缠绕头部，注意围绕头颅的最大圆径，以免易向上滑脱。下颌下方留出两指的距离，使患者能够张口。还须注意如果绷带绑得太紧，会导致头痛，长程脑电监测时患者主诉的头痛，多为此原因。

★弹力头帽

选择合适大小的弹力头帽，套在绷带外面，再次进行固定。注意将头帽从内尽量撑开，而不是仅拉伸头帽的外缘。

★心电与肌电

使用纽扣电极。不仅记录效果优于盘状电极，而且操作简单。

将一对心电电极置于左前胸，一对肌电电极置于三角肌，应放在可能发生抽搐的一侧，需要时也可放置在双侧，或增加下肢电极。

★患者教育

与患者进行良好沟通，告知日常动作宜轻巧，避免拉扯、摩擦导线。减少非必要的动作，例如可以进餐，但不要吃零食。告知打标器的用法。

★要领小结

洗净头发，充分打磨头皮，电极小盘覆盖的头发尽量少，沿着小盘和线的轮廓压紧胶布，导线方向顺着"梳辫"的方向，处理好头发与导线的相互关系，绷带围绕头颅最大圆径，弹力头帽要从内充分撑开，取得患者理解，爱护导线。

4 认识常见的脑电波

脑电波,又称为脑电图,具有"波"的属性,包括频率、波幅、波形三个要素。其中,以频率最为重要,各类脑电波主要根据频率进行分类(表1-1)。

表1-1 根据频率将脑电波分类

脑电波	频率范围(Hz)
δ波	0.3～3.5
θ波	4～7.5
α波	8～13
β波	14～30
γ波	31～80
涟波	81～250
快速涟波	251～500

常规脑电图检查中,我们通常关注的波是α、β、θ、δ共4种,通俗来讲,8～13Hz的是α波,更快的属于快波,而更慢的则属于慢波。大概而论,快波代表兴奋,而慢波代表抑制。

γ波、涟波和快速涟波比β波频率更快,后两者称为高频振荡,既往多使用颅内电极记录,但后来发现头皮脑电图也可清晰记录。

一个波从开始到终止的时间为周期。对于连续波形来说,1秒内同种波形重复的次数为频率,周期乘以频率等于1秒,频率(c/s)=1000(ms)÷周期(ms)。如图1-4所示,频率为8Hz的α节律,周期为1/8秒;而对于非连续波形,例如以8Hz节律出现的棘波,棘波本身的周期应为1/50～1/14秒,但由于棘波之间存在一定的间隔,并非连续出现,所以棘波的周期并非1/8秒。

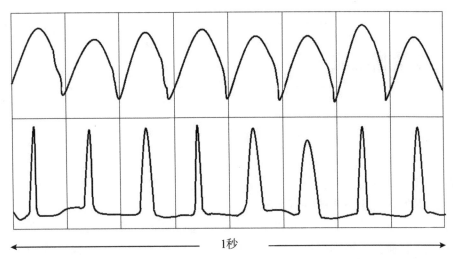

1秒

图1-4　8Hz的棘波节律

图上方为连续波形，周期（1/8秒）乘以频率（每秒8次，即8Hz）等于1秒；而下方为非连续波形，以8Hz节律发放的棘波，不能以此法计算

生理脑电波常为平滑的"正弦形"，而棘波（spike）、尖波（sharp）为"尖锐形"，突出于背景活动之上，多数波幅较高，起止都很突然（图1-5）。棘波时限为20～70ms（14.5～50Hz），尖波为70～200ms（5～14Hz）。棘波、尖波的形成机制相同，均为癫痫样放电、局限性发放。其时限只是人为划分，反映神经元群放电时同步化程度的差别。

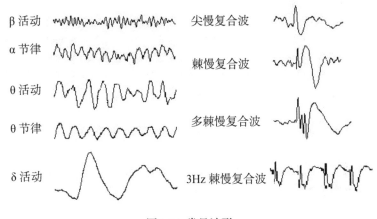

β活动

α节律

θ活动

θ节律

δ活动

尖慢复合波

棘慢复合波

多棘慢复合波

3Hz 棘慢复合波

图1-5　常见波形

如果棘波、尖波之后紧接慢波，则为棘慢复合波、尖慢复合波，可简称为棘慢波、尖慢波。棘波、尖波由兴奋性突触后电位构成，随后的慢波为抑制性突触后电位的总和。简而言之，棘波、尖波代表癫痫样兴奋，随后的慢波代表抑制。阅读脑电图时遇到棘波、尖波，如果其后紧接慢波，则更加确定其属于癫痫样放电。

阅读脑电图时，向上的波称为负相，向下的波称为正相，与物理学的习惯相反。在单极导联中，病理性棘波、尖波的主要成分多为负相或双相，正相棘波、尖波多无明确病理意义。

5 测量脑电波

周期（频率）的测量是从波谷至下一波谷，或者波峰至下一波峰。

波幅的测量是波谷至波峰的垂直高度。

如果波的起点和终点不在同一水平线上，则在起点和终点间作一连线，由波峰（谷）向水平线（基线）作垂线，该垂线自波峰（谷）至连线之间的距离即为波幅（图1-6）。

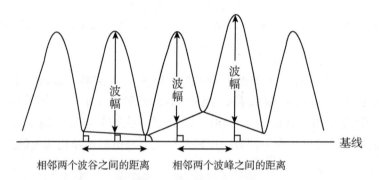

图1-6　周期与波幅的测量

以所有波的上升支中点与下降支中点作为参照，假想一条直线作为基线，与这条基线平行的直线也可称为基线。图中为连续的正弦波形，通过相邻两个波谷向基线作垂线，两个交点之间的距离是这个波的周期；同理，通过相邻两个波峰向基线作垂线，两个交点之间的距离也是这个波的周期。通过波峰向基线作垂线，再将这个波的两个波谷作连线，两条线的交点至波峰的距离是这个波的波幅

对于棘慢复合波、尖慢复合波，将尖波、棘波与随后的慢波合并在一起，当作一个波进行测量。

慢波上重叠快波，可分别测量。例如，2～3Hz的δ波上，重叠着15～20Hz的β波。重叠波形的测量方法，见图1-7。

过去，脑电图为走纸记录时，需要用专门的测量尺来测量波幅和频率，测量时需要考虑走纸速度（mm/s）和灵敏度（μV/mm）。目前广泛使用数字化脑电图仪，阅读软件中带有测量工具，其测量结果已经根据走纸速度和灵敏度自动完成换算，"走纸"一词也仅为虚拟的概念。

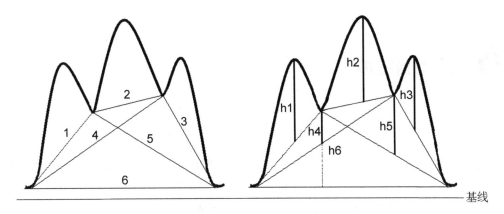

图1-7 重叠波形的测量

重叠波与简单波的测量原理一致，只不过除了单个的波之外，相邻的两个或多个波可能被合并看作是一个波。对于重叠在一起的多个波，波幅超过30μV的慢波、超过10μV的α波和β波，均可算作一个波，否则舍去不计，但如果主波波幅低于20μV，慢波超过20μV即可算作1个波。A图中，6条线段连接波谷，分别对应6个波；B图中，自这6个波的顶点（波峰）向基线作垂线，与连接波谷的线段相交，顶点至交点的距离为波幅，波幅达到标准者视为一个波，其中，h4与h6的顶点相同，而交点不同，实线线段为h4，h4与向下延长的虚线线段合为h6

6 描述脑电波

尽管脑电波多种多样，而且显得杂乱无章，似乎难以描述，但通过比较固定的描述模式，"以不变应万变"，即可清晰描述各种脑电波的基本特征。

★分布方式：广泛性，双侧全部脑区，但前、后波幅可有差别；弥漫性，与广泛性相似，但略有不对称、不同步；一侧性，出现在一侧半球；局灶性，仅涉及一个电极记录部位；局部性，累及相邻几个电极；多灶性，两个或以上不相邻的部位，不同时间出现的特殊脑电波（如棘慢复合波）；游走性，特定脑电波活动从一个部位逐渐移行至另一个部位。

★部位：特别是局灶性、局部性脑电波的部位。

★数量：＜25%，少数；25%～50%，较多；＞50%～75%，多数；＞75%，优势；100%，持续。

★波幅（成人）：＜20μV，低；20～50μV，中等；＞50～200μV，高；＞200μV，极高。

波幅（小儿）：＜50μV，低；50～150μV，中等；＞150～300μV，高；＞300μV，极高。

★调节：指频率调节，脑电波频率应相对稳定，在同一段时间内，成人枕区α节律的频率差不超过1Hz，两侧半球相应部位不超过0.5Hz。

★调幅：指波幅变化，成人枕区α节律呈现渐高-渐低的梭形串。

★连续长度：＜2秒，短程；2～5秒，中程；＞5秒，长程。

★极性：脑电波形随时间变化与基线的关系，向上为负相，向下为正相。

★位相：位相指一个正弦波的波幅与时间的关系。同一时间，从不同部位记录的脑电图可具有相同的脑电波周期，如果波峰与波峰、波谷与波谷完全一致，称为同位相，若存在不同程度偏移，则说明存在位相差。波的周期相同，而方向相反时，为位相倒置，即存在180°的位相差，两波相差1/2周期。两波相差1/4周期时，具有90°的位相差（图1-8）。

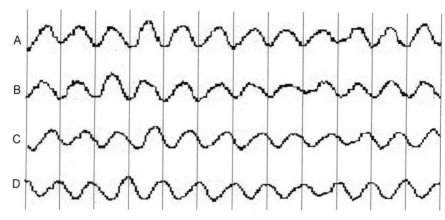

图1-8 脑电图的位相

A与B位相相同，具有同步性；以A和B为参照，C和D均为非同步出现，C大约相差1/4周期，具有90°的位相差，D的位相则相反，具有180°的位相差

7 节律

阅读脑电图和心电图的感觉有很大不同。心电图的波形相对简单,重复出现,在人体状态改变时变化不大。而脑电图则截然不同,波形复杂,随人体状态而改变。闭眼状态占据优势的后头部α节律,睁眼便完全消失。睡眠状态下正常的高幅慢波,如果换在清醒时出现,就属于严重异常。

心电图具有明显的节律性,正常心电图具有代表心房除极的P波和代表心室除极的QRS波,有节律地重复发放。如果你习惯于阅读心电图,那么,最初接触脑电图时,一定会觉得脑电图竟然如此杂乱无章。脑电图具有明显的随机性,乍看上去毫无规律可循,但是在大量的随机性之中仍然存在一些节律性,如清醒期的α节律、μ节律、缺口节律(曾被称为第三节律)、额中线θ节律,以及睡眠期的纺锤节律。"节律"一词,在脑电图判读中具有重要意义,指至少连续出现3个频率、波幅、波形都很相似的波。如果一串脑电波虽然频率接近,但没有那么相似,则只能称为"活动"。

如上所述,正常脑电图的特点是在大量随机的脑电波中含有一些节律。如果脑电图没有任何节律,则属于重度异常,如婴儿痉挛症的脑电图高度失律。如果脑电图突然变得非常有节律(并非上述的生理节律),要高度怀疑癫痫发作(epileptic seizure),"seizure"一词本身的含义就是被夺获、俘获,此处指正常的脑电消失,被异常的脑电节律夺获控制。

8 导联组合

导联分为两类：单极导联、双极导联（图1-9）。

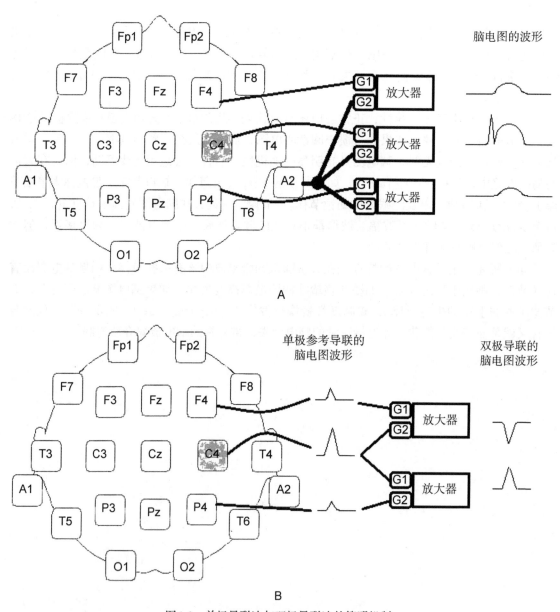

图 1-9 单极导联法与双极导联法的简明机制

以C4存在癫痫样放电为例：A图为单极导联法，头皮各点接放大器的G1端，参考导联接G2端，图中参考导联使用耳垂，也可使用平均参考电极，在脑电图C4-A2记录到癫痫样放电，邻近导联记录到同步慢波；B图为双极导联法，头皮各点依次连接各栅极的G1端和G2端，双极导联的脑电图波形可认为是G1波形减去G2波形的结果，在脑电图F4-C4和C4-P4导联显示癫痫样波形的位相倒置，针锋相对之处为共有电极C4，是该癫痫样波形的位置所在

　　单极导联是将头皮的一个点与零电位连接。记录电极连接到放大器的输入端G1，近似于零电位的参考电极连接输入端G2。

　　双极导联是将头皮的两个点连接。将两个记录电极分别连接G1和G2。G1的电位减去G2的电位，其电位差即为所记录的脑电。

　　单极导联所记录的可视为该点本身的电位，双极导联所记录的则是两点之间的差值。

　　实际上并不存在真正的零电位，参考电极的电位可能很接近于零，但有些时候会带电，称为参考电极活化。

　　参考电极常使用耳垂、乳突或平均参考电极。耳垂电位很弱，是常用的参考电极；与耳垂相比，耳后乳突的优点是不容易受头部运动影响，缺点是容易被脑电或心电活化；平均参考电极是头皮所有记录电极串联一个电阻后再并联，电位显著减弱并被平均，电位接近于零。标记方法为：左耳垂A1，右耳垂A2，左乳突M1，右乳突M2，平均参考电极AV。

　　双极导联中，在一个脑电波的波幅最高处，出现位相倒置，意思是指波的方向相反，呈现"针锋相对"的形状，倒置波形的共有电极即针锋相对之处，为异常脑区所在。所以，位相倒置可用于确定癫痫样放电的准确部位。同理，一个脑电波的波幅最低处可出现"针锋相背"，也可称为位相倒置并具有定位价值，但不如前者常用。注意！单极导联并不存在"位相倒置"这个概念。

　　常用的双极导联组合包括纵联（又称为香蕉导联）、横联、环联、三角导联、以Cz为中心的放射状导联。采用多种导联组合方式，目的是从不同角度观测脑电。由于相邻电极的电位相近而相互抵消等，某一波形在某种导联组合中可能显示不清，但在另一种导联组合中，可被清晰显示。

　　常用的导联组合，见表1-2和图1-10。各种导联组合各有优势，纵向比较相邻电位用

表1-2　常用导联组合

参考导联（耳垂）	平均参考电极	双极纵联	双极横联	双极环联
Fp1-A1	Fp1-AV	Fp1-F3	Fp1-Fp2	Fp1-F7
Fp2-A2	Fp2-AV	F3-C3	F7-F3	F7-T3
F3-A1	F3-AV	C3-P3	F3-Fz	T3-T5
F4-A2	F4-AV	P3-O1	Fz-F4	T5-O1
C3-A1	C3-AV	Fp2-F4	F4-F8	O1-O2
C4-A2	C4-AV	F4-C4	T3-C3	O2-T6
P3-A1	P3-AV	C4-P4	C3-Cz	T6-T4
P4-A2	P4-AV	P4-O2	Cz-C4	T4-F8
O1-A1	O1-AV	Fp1-F7	C4-T4	F8-Fp2
O2-A2	O2-AV	F7-T3	T5-P3	Fp2-Fp1
F7-A1	F7-AV	T3-T5	P3-Pz	F3-C3
F8-A2	F8-AV	T5-O1	Pz-P4	C3-P3
T3-A1	T3-AV	Fp2-F8	P4-T6	P3-Pz
T4-A2	T4-AV	F8-T4	O1-O2	Pz-P4
T5-A1	T5-AV	T4-T6		P4-C4
T6-A2	T6-AV	T6-O2		C4-F4
	Fz-AV	Fz-Cz		F4-Fz
	Cz-AV	Cz-Pz		Fz-F3
	Pz-AV			

纵联（如比较T3和T5），横向比较用横联（如比较T3和C3），如果在纵联和横联中处于一端（如Fp1、Fp2、O1、O2），无法使用纵联和横联观察位相倒置，则使用环联。图1-11～图1-13展示了切换导联组合以观察位相倒置的方法。此外，纵联在观察左右半球的对称性时最佳，横联能更清楚地显示沿中央沟周围分布的放电，以Cz为中心的放射状导联能更好地观察颞区放电。

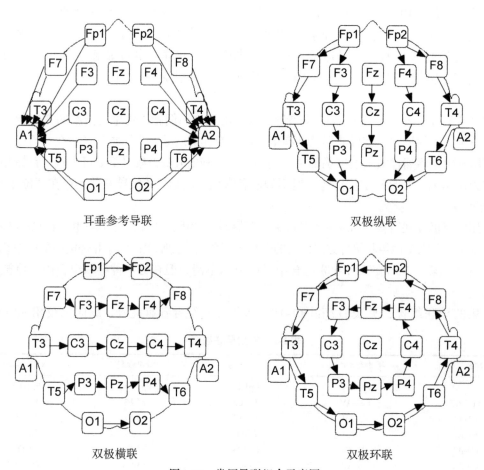

图1-10　常用导联组合示意图

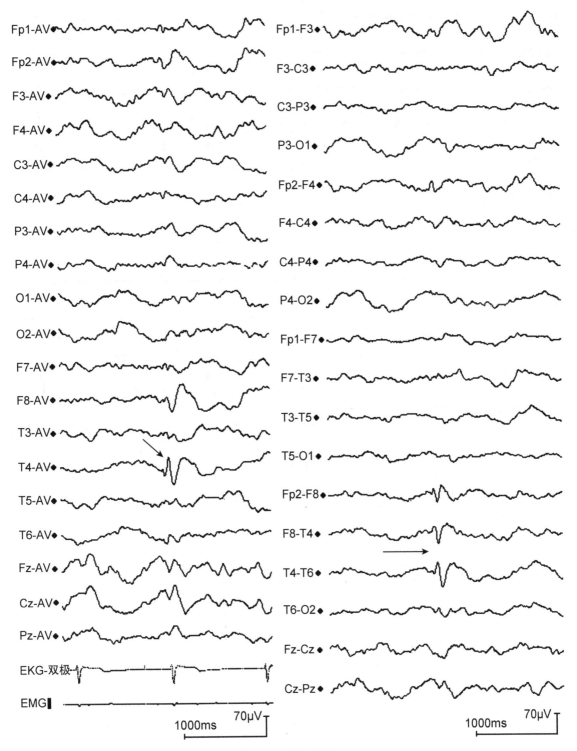

图 1-11　位相倒置 1

左侧为单极导联（平均参考导联），如"↘"所指，尖慢复合波在 T4 最突出，提示放电部位位于 T4，相邻的 F8、Fp2 也可见到相似波形，此时可调快走纸速度，以便于比较各导联尖波的起始时间，如果发现尖波在 T4 出现略早于其他导联，可进一步证实放电源自 T4；将同一脑电图切换为右侧的双极纵联，如"→"所指，见 F8-T4 波峰向下，而 T4-T6 波峰向上，在 T4 呈位相倒置，说明 T4 为放电部位

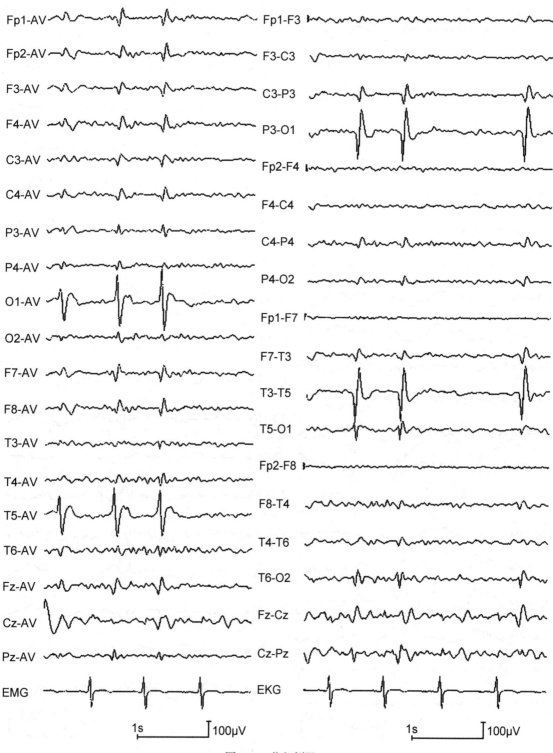

图1-12 位相倒置2

女性，13岁，癫痫患儿，睡眠期记录。左侧为平均参考导联，O1、T5可见突出的尖慢复合波，其中尖波成分呈负-正双相，多个导联同步出现与之位相相反的波形，为参考电极活化所致。右侧为双极纵联，T3-T5、T5-O1可见尖波中最突出的成分均为正相，是因为O1为导联连接中的最后一个点，所以无法显示位相倒置，此时应切换至环联进行观察

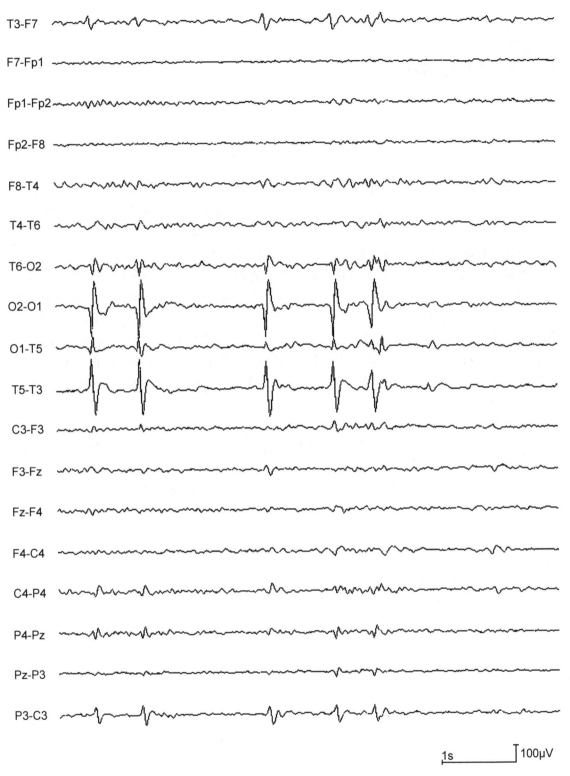

图1-13　位相倒置3

同一位患儿的同次记录，切换至环联，可在O1显示位相倒置，说明O1为放电部位

9 脑电图软件

与既往的走纸脑电图仪相比，目前广泛使用的数字化脑电图仪具有无与伦比的优势，其可以自由地切换各种参数和导联组合，并在一定程度上实现软件对脑电图的自动分析。

不同公司的脑电图仪，软件操作方法有所不同，但其思路及主要功能大致相同：

新建一位患者项目，录入基本信息；在该患者名下，可建立一个或多个脑电图；打开"阻抗检查"功能，将电极连接头皮相应的位置，直至阻抗达标；开始同步记录脑电和视频，患者可以通过床边按钮，对发作性事件进行标识；阅读分析时，最常使用的工具是放大镜和测量尺，放大镜用于放大局部脑电图，测量尺用于测量频率与波幅；数字化脑电图仪可在各种导联组合之间任意切换；记录过程中或回放阅读时，均具有以下功能：调节灵敏度、走纸速度，打开或关闭高切滤波、低切滤波、50Hz陷波滤波，切换导联组合，调节摄像头，对事件添加注释。

通俗来说，滤波就是将不需要的信号滤掉。使用滤波的目的是减少干扰，并尽可能保持脑电信号的真实性。但滤波总是会对脑电信号产生一定的影响，使图形失真。阅读分析脑电图时，感兴趣的脑电信号位于一定的频率范围之内。将频率过快的波衰减，为高切滤波，可使图形显得更加干净；将频率过慢的波衰减，为低切滤波，可减少基线的漂移。

陷波滤波是指选择衰减特定频率的信号，主要用于滤除50Hz交流电的信号干扰。当出现交流电干扰时，应先保证脑电图仪接地良好，去除周围环境的电器，修理记录电极、参考电极、接地电极，这些方法均无效时，才使用50Hz陷波滤波。

图1-14展示了脑电图软件的界面。

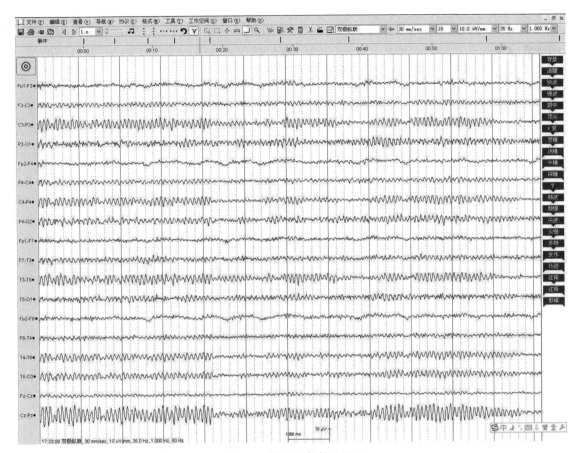

图 1-14　脑电图软件的界面

最上方一行为菜单栏，第二行为工具栏，第三行显示已经标识的事件位置，第四行为时间进度，中间的主要部分显示脑电图，左侧显示导联，右侧为用于标识事件的快捷键。通过菜单栏或工具栏，均可切换导联组合，调节灵敏度、走纸速度、滤波，使用放大镜、测量尺，调取同步视频

10 从一张背景脑电图说起

前面已经学习了基础知识，接下来，可以一边阅读脑电图、一边继续学习啦！下面是一张成人在清醒、安静、闭目状态下的正常脑电图（图1-15）。

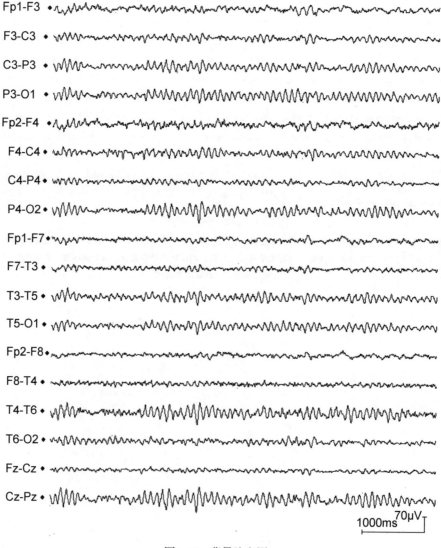

图1-15　背景脑电图

女性，25岁，焦虑症，可见后头部优势的9.5～10.5Hz的α节律，双侧大致对称，少数β波多分布在前头部，没有θ波或δ波。该图为双极纵联，共18根导联，分5组，左、右矢状旁连线各4根，左、右侧环线各4根，这4组电极自前向后、两两相连，形似香蕉，所以又称为"香蕉导联"，最后2根自前向后连接中线导联

11　脑电是微弱的电信号

心电QRS波幅多为数毫伏，而成人背景脑电波幅多为数十微伏，相差约百倍。脑电是一种微弱的电信号，其电压远低于心电、肌电等其他生物电，这导致以下后果：

第一，需要较好的头皮准备才能检测到这种微弱的电信号。洗头以去除油脂和污物，再用磨砂膏打磨头皮，以去除部分角质层，用导电糊增加导电性，还要利用脑电图仪的"阻抗检查"功能，实时显示电阻是否达标。

第二，由于电压微弱，所以容易受到各种伪差的影响。即使如眼球所带的微弱电荷，仍明显高于脑电，眼球运动可在脑电图上导致十分显著的伪差。

12 伪差

脑电图记录过程中，各种非脑电信号进入放大器，混入到脑电信号中，称为伪差（artifact）。

必须识别各种伪差，以免误认成脑电信号。

毫不夸张地说，不能识别伪差，就不可能正确判读脑电图。

伪差常对新手造成困扰，识别伪差需要一定的经验。

伪差可来源于生理活动、仪器、电极、环境电磁干扰、病人的运动（表1-3，图1-16～图1-27）。

表1-3 常见伪差

分类	常见伪差	特点
生理性	心电	与心率一致的节律性尖样波，肥胖、短颈者容易出现，可参考同步心电记录进行识别
	脉搏	与心率或脉搏一致的节律波，多呈现脉搏波的形态，即上升支较陡峭、顶端圆钝、下降支平缓，可参考同步心电记录进行识别
	眼球运动	眼球运动所朝向的电极出现正相波，双眼运动是共轭的
	瞬目（眨眼）	闭眼在额极出现一个很深的向下偏转电位，随后睁眼出现一个较低的向上偏转电位
	肌电	清醒记录时几乎无所不在，头面部肌肉轻微收缩即可引起，为15～100Hz以上的高频针形电位，单个、成簇或连续；过度使用高切滤波后，形态可酷似棘波，应放宽高切滤波后再观察
	咀嚼	咬肌运动所致，双侧前、中颞成簇的高波幅不规则肌电反复暴发
	出汗	缓慢而不规则的基线漂移
仪器和电极	电极及导线故障	间断或持续的杂乱波形，可能较尖锐，基线不规则漂移，伴较多50Hz交流电干扰
	接地不良	广泛的50Hz交流电干扰，所有导联信号均受干扰
	盐桥	因汗液导致两个电极之间短路，局部电压过低
	仪器故障	各种频率、波幅的仪器噪声，或波形失真
环境电磁干扰	50Hz交流电	一个、数个或全部导联出现50Hz波重叠在脑电之上
	静电	暴发高波幅杂乱波形；来源多样，如化纤衣服摩擦
	体内电刺激器	心脏起搏器的伪差与起搏心率一致；脑深部电刺激致高频干扰
运动所致	随机运动	波形、部位、形式都不固定，可类似棘波、尖波、慢波，但空间分布常不合理
	节律性运动	拍打、晃动致多种节律性波形，有可能类似癫痫样放电甚至发作期图形；震颤的节律性伪差通过同步监测症状、肌电进行识别；呃逆、抽泣、咳嗽时躯体快速抖动，带动部分或全部导线摆动，导致类似尖波或慢波的图形

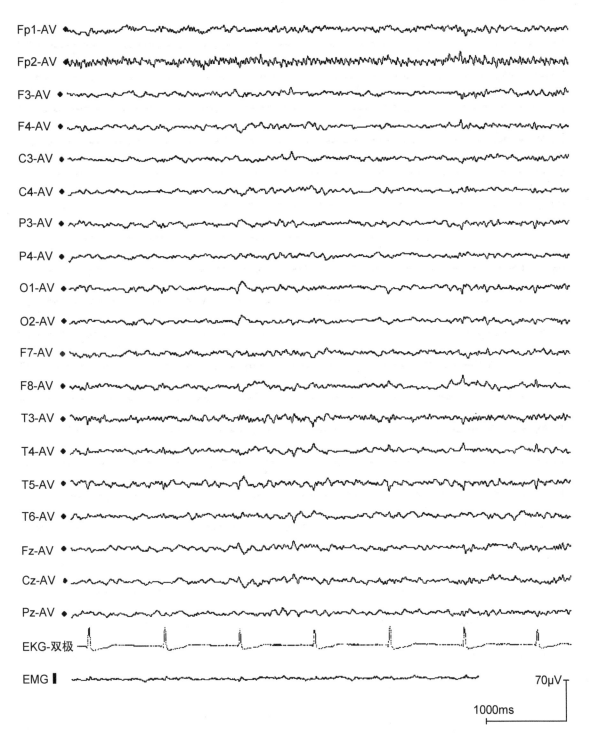

图 1-16　心电伪差

下方 "EKG" 为心电导联，"EMG" 为肌电导联，在多个脑电导联可见与心率一致的节律性尖样波，在 T5、O1、O2、P3 为正向，在 F8、T4、F4 为负向，为心电伪差，容易被误认为尖波或棘波

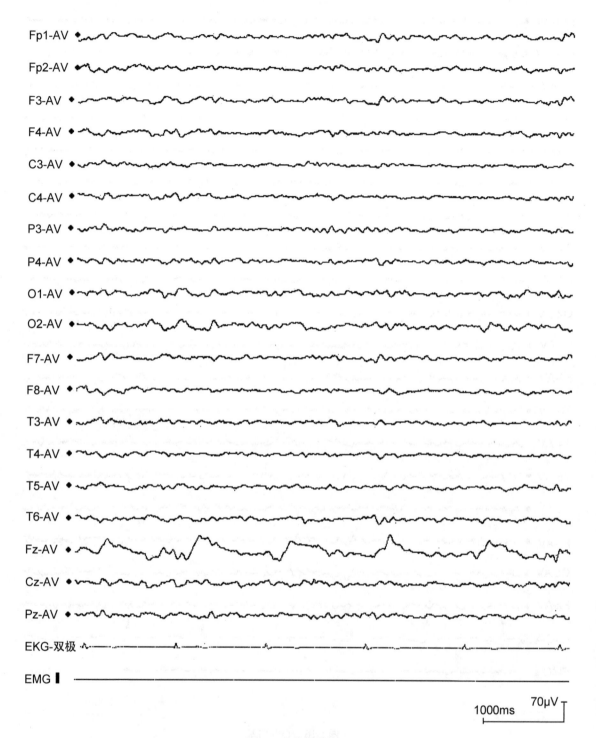

图1-17 脉搏伪差

在Fz出现与心率一致的节律波，呈现脉搏波的形态，即上升支较陡峭、顶端较圆钝、下降支平缓，可能由该电极附近的头皮小动脉所致，参考同步心电记录可以识别

脑电波总是先影响邻近的位置，就像一颗石头扔进水中所产生的环形波纹一样，称为符合空间分布；如果一个波形出现的电极位置相隔较远，不符合空间分布，则提示可能是伪差。

仅出现在一根导线上的脑电波常是伪差。

阅读脑电图时，识别伪差可能需要借助于调节高切滤波或低切滤波，切换导联组合，或者观察同步视频记录，也有些伪差需要在现场观察患者情况的基础上实时判断，否则之后就很难确定可疑波形的性质。

★双眼运动是共轭的：并排两头牛背上的架子称为"轭"，共轭使两头牛同步行走。"共轭"指按一定规律相配的一对。

★邻近眼部的电极F7、F8、Fp1、Fp2最容易看到眼球运动伪差，多导睡眠监测所使用的眼动导联显示更佳。

★常见眼球运动伪差如下：

清醒期阅读时，双眼由左向右缓慢扫视，再快速回到左侧，脑电图可见由慢相眼动和随后反向快相眼动组成的序列波形。

病理性眼震时，可见节律性眼动电位，类似节律性慢波。

睡眠N1期（非常浅睡期）眼球向各方向缓慢游动，出现低而慢的正弦样曲线，初始达峰时间通常＞500ms（图1-18）。

REM期（快速眼动睡眠期）快速眼动，见电位从基线快速向上或向下偏转，然后缓慢回到基线，波形不规则、波峰陡峭，初始达峰时间＜500ms（图1-19）。

瞬目不是眼球运动，而是眼睑快速短暂地闭合、再打开，所以形成与眼球运动不同的伪差波形：闭眼时在额极出现一个很深的向下偏转电位，随后睁眼出现一个较低的向上偏转电位（图1-20）。

情绪紧张或习惯性瞬目患者，在闭目状态可见2～4Hz连续高幅瞬目伪差，有时酷似额区慢波活动。医生用手轻按上眼睑，可以中止这种伪差，或手指能感受到眼球扑动（图1-21）。

★眼球带"前正后负"的弱电，即角膜带微弱正电荷，而视网膜带微弱负电荷。眼球运动所朝向的电极出现正相波，即向下偏转的电位；反之则出现负相波（向上）。眼球向上转动，Fp1和Fp2出现正相波（向下）；眼球向下转动，Fp1和Fp2出现负相波（向上）；眼球向左转动，F7出现正相波，F8出现负相波；眼球向右转动，F7出现负相波，F8出现正相波。

其他伪差情况见图1-22～图1-27。

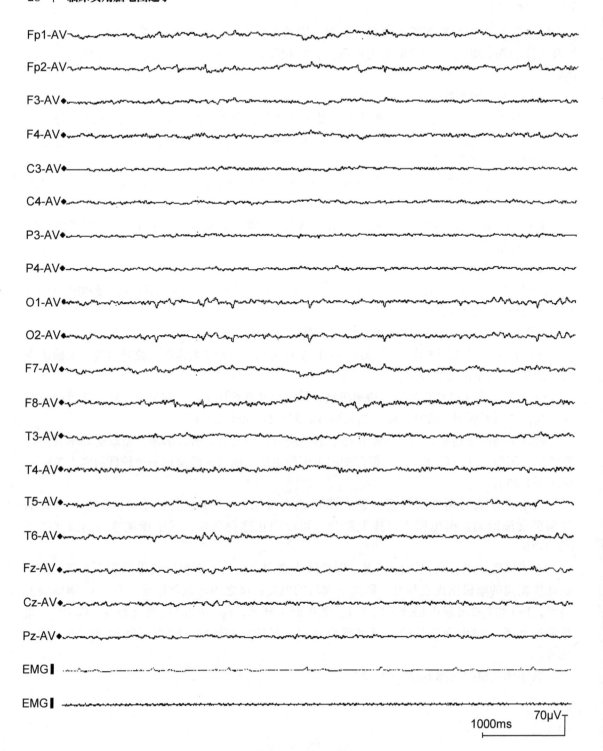

图 1-18　睡眠 N1 期的缓慢眼动

图中可见 F7-F8 为著、共轭的缓慢眼动伪差，Fp1-Fp2 也可见，为 N1 期睡眠的特征之一，有时与后头部 α 节律并见，注意避免选择具有该伪差的页面作为脑电背景，因为此时并非完全清醒的状态，α 频率可能轻微减慢

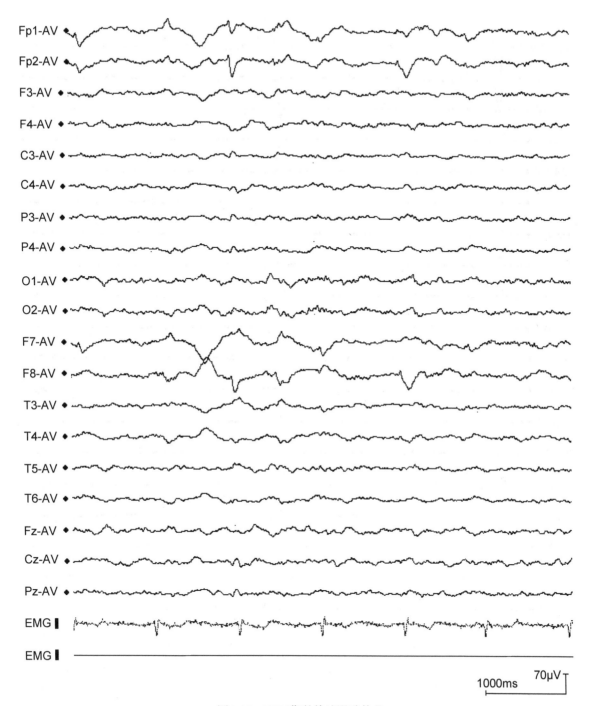

图 1-19　REM 期的快速眼动伪差

快速眼动睡眠期脑电背景为低 - 中波幅不规则混合波，出现共轭的快速眼动伪差，F7-F8 为著，Fp1-Fp2 也可见

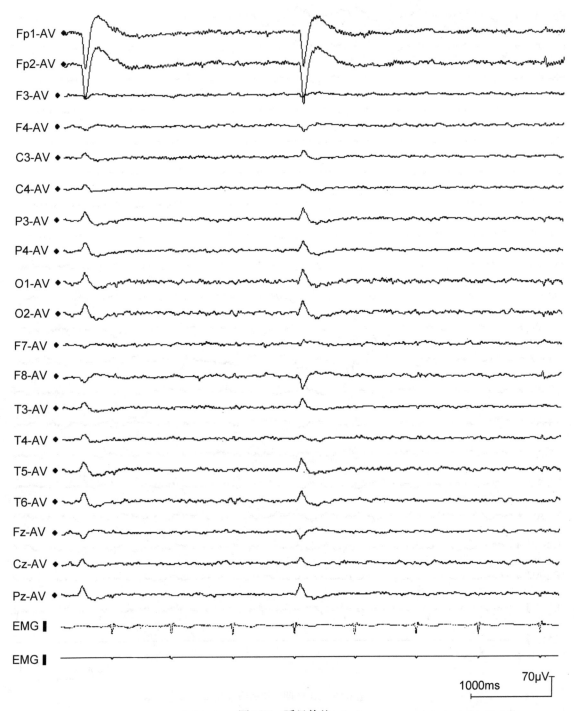

图 1-20 瞬目伪差

闭眼时在额极出现一个很深的向下偏转电位，随后睁眼出现一个较低的向上偏转电位，邻近的导联出现相同位相的波形；而其他多个导联同步出现相反位相的波形，为参考电极（AV）活化所致

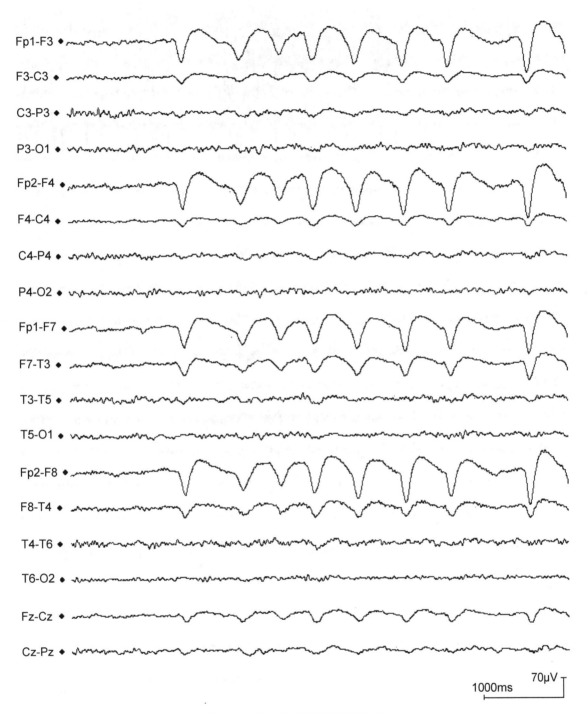

图 1-21　闭目状态的眼球扑动伪差

闭目状态的眼球扑动伪差，有时难以与前头部慢波相鉴别，最好的鉴别方法是：正在记录脑电时，医生用手轻按眼球，可以中止这种伪差，或手指能感受到眼球扑动

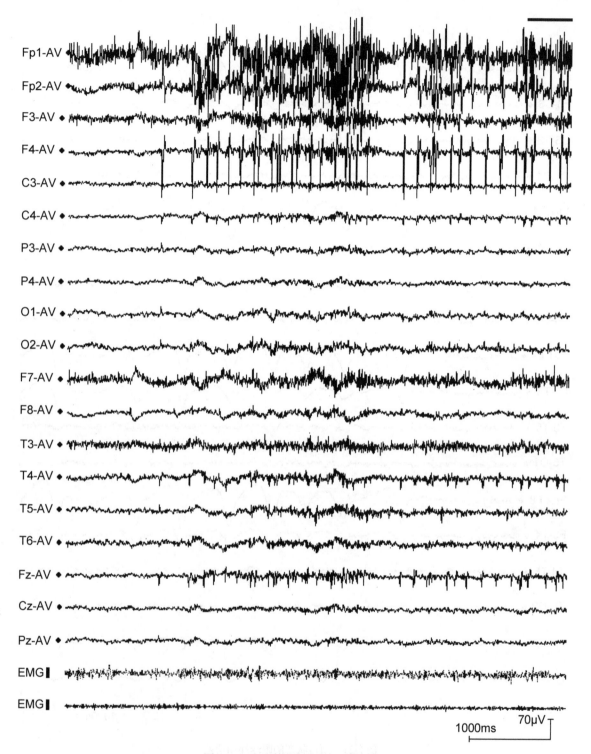

图 1-22　肌电伪差与面肌痉挛伪差

女性，69岁，主诉为频繁的右侧面肌痉挛，图中可见2种伪差：一种为弥漫性、密集杂乱的连续针形高频波形，以双侧额极为著，其为头面部肌肉持续处于紧张状态所致的肌电伪差；另一种以F4为著、间断暴发的正-负双向针形波形，其为面肌痉挛的动作伪差

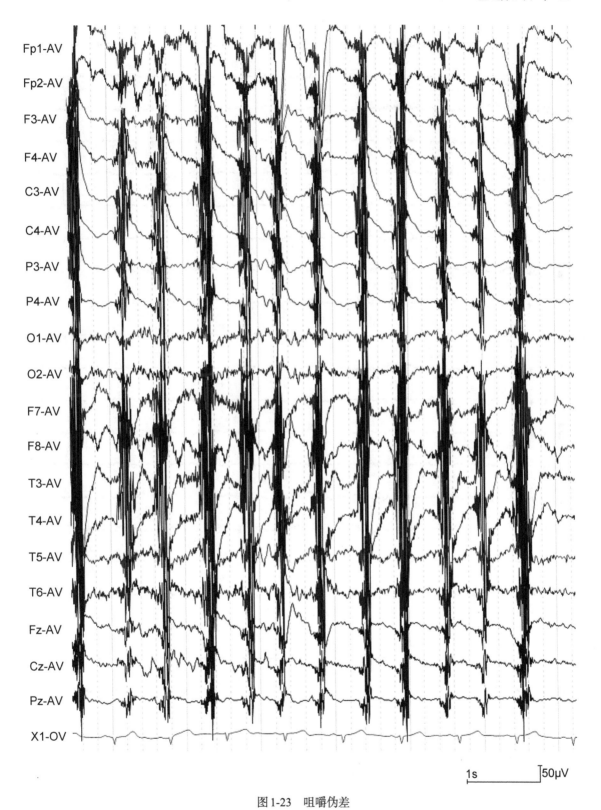

图 1-23 咀嚼伪差

脑电图见成簇的高波幅不规则肌电反复暴发，以双侧前、中颞为著，为咀嚼时咬肌运动所致，伪差与咀嚼动作同步，容易识别

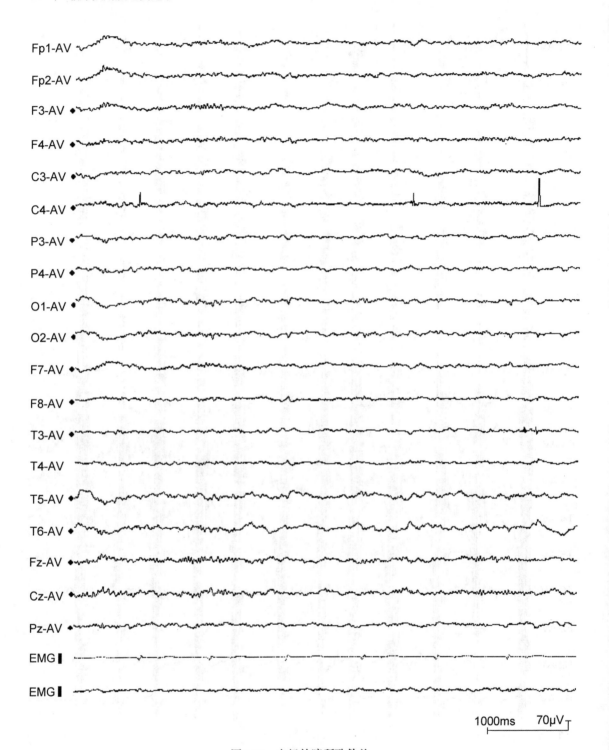

图1-24 电极故障所致伪差

C4可见负向、针形的电极故障伪差

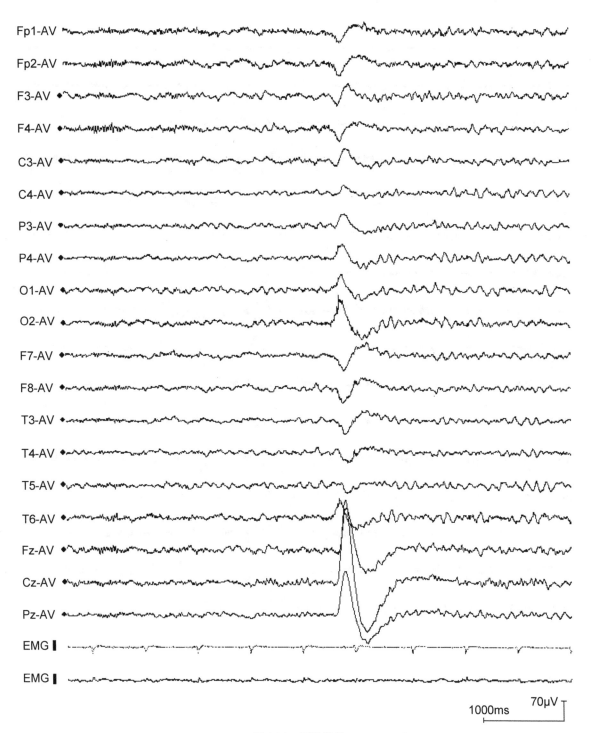

图1-25 呃逆伪差

图中的巨大波形为呃逆导致的伪差，呃逆、咳嗽等动作可导致全身快速抖动，对部分或全部导线产生轻微的牵拉，因而产生伪差

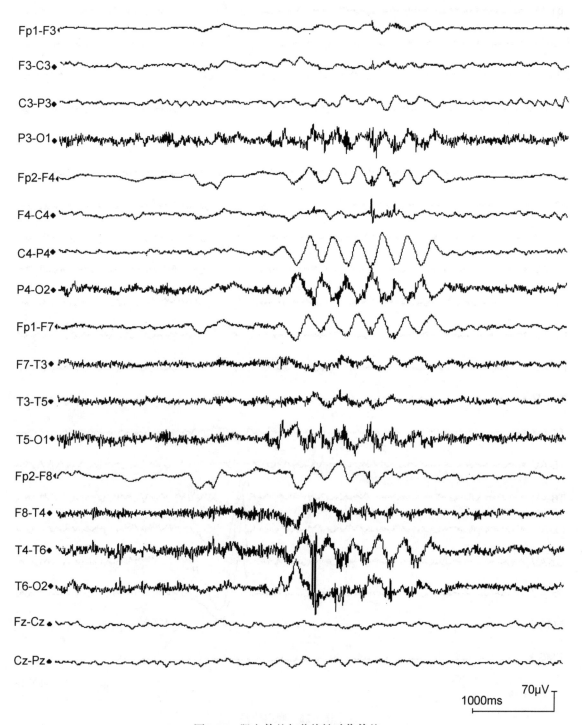

图1-26　肌电伪差与节律性动作伪差

7岁男童，图中可见2种伪差：一种为双侧后头部和颞部为著、密集杂乱的连续针形高频波形，为肌肉处于紧张状态所致的肌电伪差；另一种为突出于背景之上的高频正弦波形，为节律性摇头动作导致的伪差

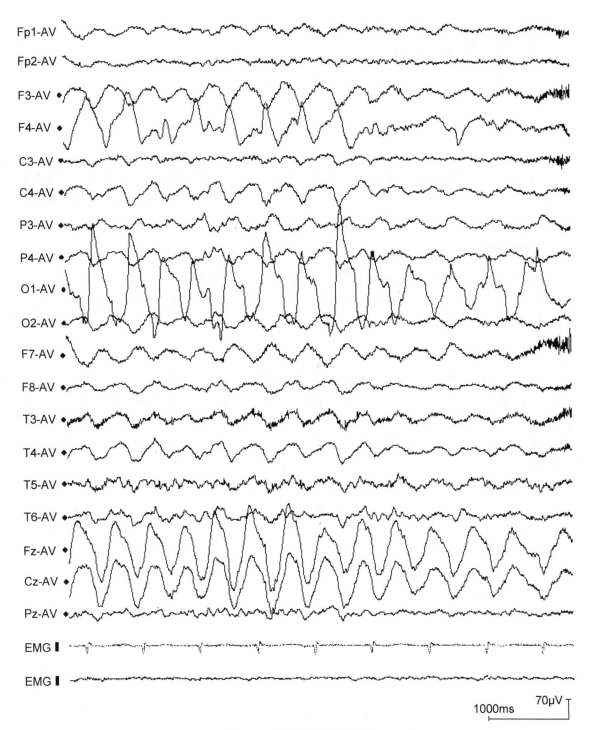

图 1-27　动作导致节律性伪差

连续的节律性巨大波形突出于背景脑电之上，呈正弦形态或形态怪异，不符合空间分布，为患者有节律地搔抓后头部导致的伪差

13 诱发试验

可通过多种方式诱发异常脑电波，特别是癫痫样波，以提高脑电图的阳性率。常用的诱发试验为睁闭眼试验、过度换气、间断闪光刺激。睡眠也可视为一种诱发试验。进行诱发试验时，受试者最好采取坐位，因为卧位不易观察到轻微失张力发作。

★ 睁闭眼试验

清醒、放松、闭目，每间隔10秒睁眼3～5秒，如此反复数次。闭眼时无视觉刺激传入，枕区视觉皮质固有α节律，睁眼时视觉刺激传入，枕叶皮质活动增强，α节律被抑制，代之以去同步化的低波幅快波（图1-28）。

★ 过度换气

坐位闭目，连续深呼吸3分钟，呼吸频率20～25次/分，换气量为正常的5～6倍。正常反应为双侧同步的高波幅慢波，通常前头部比较突出，一般在过度换气30秒后出现，停止过度换气后30秒内消失，儿童常见此反应，成人少见。过度换气时，二氧化碳排出过多，导致低碳酸血症，脑血管反射性收缩，脑血流量减少，脑组织缺血缺氧，脑电图表现为慢波增多（图1-29）。

特别警示：过度换气对于某些患者是危险的！脑血管病、颅内高压、严重心肺疾病、镰状细胞贫血及病情危重者禁止行过度换气试验。

过度换气开始30秒内出现慢波反应，称为早期出现，停止30秒后仍有明显慢波活动，称为延迟消失，对于成人属于非特异性轻度异常，而对于小儿没有明确意义。双侧慢波反应明显不对称属于异常，反映存在局部性脑损害，成人出现慢波的一侧或波幅高的一侧为异常，小儿则不确定。应注意观察慢波反应中，是否存在棘波、尖波成分。过度换气容易诱发广泛性3Hz棘慢复合波节律，常伴有典型失神发作。

★ 间断闪光刺激

鼻根距离闪光灯30cm，予以间断、序列的闪光刺激，先递增1Hz、2Hz、4Hz、6Hz、8Hz、10Hz、12Hz、14Hz、16Hz、18Hz、20Hz，后递减60Hz、50Hz、40Hz、30Hz、25Hz，每个频率持续闪光10秒（前5秒睁眼，后5秒闭眼），间隔至少7秒（闭眼），过程中令患者反复睁闭眼。当刺激频率接近自身枕区节律频率时，视觉皮质的神经元可在刺激下同步兴奋，导致节律同化，也可通过视觉传导通路兴奋皮质、丘脑、脑干，诱发癫痫样放电。

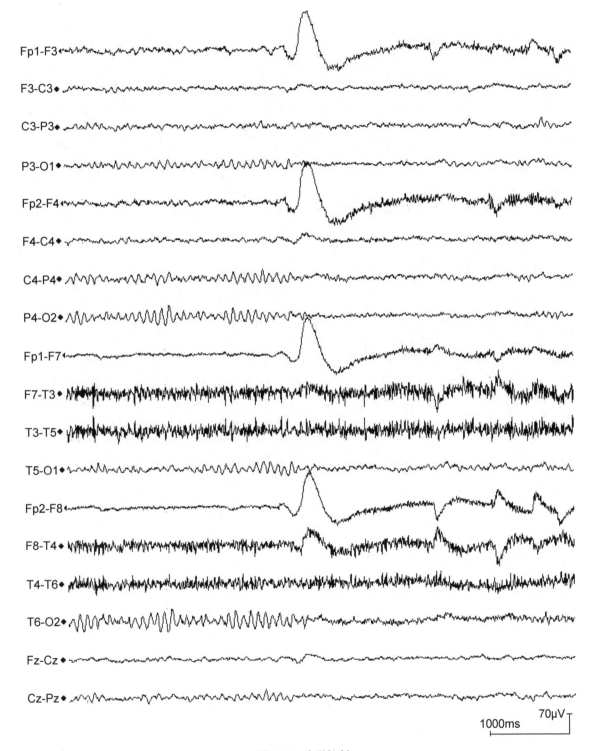

图 1-28　睁眼抑制

清醒闭目状态可见后头部优势的 α 节律，睁眼时双侧额极见巨大的睁眼动作伪差，睁眼后 α 节律被抑制，代之以去同步化的低波幅快波

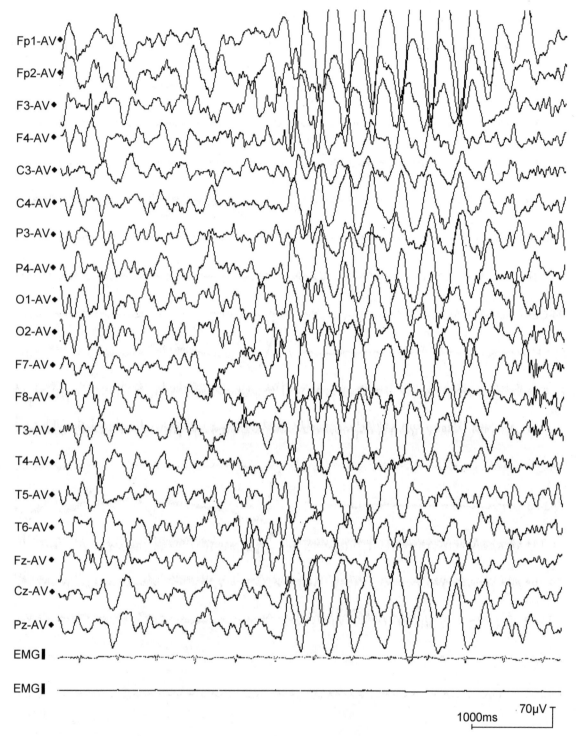

图1-29　过度换气诱发的慢波反应

10岁女童，在过度换气过程中，出现弥漫性、双侧同步、高-极高波幅的δ活动，在前头部更突出

　　节律同化又称为光驱动反应，指枕区出现与闪光刺激频率相同或呈倍数关系的波形（图1-30），属于正常反应，波幅轻微不对称（＜50%）也属正常。光阵发反应又称为光敏性

反应，指诱发出局部或广泛性癫痫样放电。光惊厥反应则指诱发出癫痫样放电并伴有临床发作，常见全面性强直-阵挛发作、肌阵挛发作、失神发作。

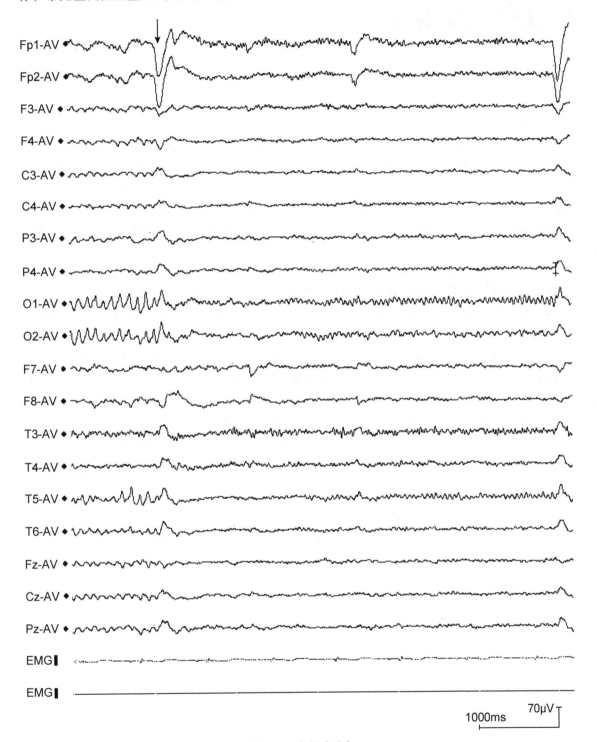

图 1-30 光驱动反应

女性，25岁，"↓"所指处，Fp1和Fp2可见睁眼所致伪差，睁眼同时开始18Hz闪光刺激，患者注视面前的闪光灯，枕区α节律被抑制，出现与闪光刺激频率相同的波形

14 诊断标准

《临床脑电图学（第2版）》（刘晓燕，2017）分别提出了成人和小儿的诊断标准。

表1-4列出了成人背景脑电图分级诊断标准中的要点，其中，"正常脑电图"要求符合所有项目，"界线性""轻度""中度""重度"则指符合其中任何一项。成人脑电图背景异常分为轻、中、重度，有助于对病情严重程度和预后的判断。该分级不包括阵发性异常（主要为癫痫样放电），阵发性异常需要另外描述其波形、频率、部位、出现时间、方式、数量和诱发方式。

这个诊断标准与既往诊断标准有很大不同，《临床脑电图学》（刘晓燕，2006）的成年人脑电图诊断分级参考中，将癫痫样放电包括在内。例如，如果脑电背景正常，但存在大量癫痫样放电，根据旧标准，属于中度或重度异常；而根据新标准，属于"背景正常"，另外再对癫痫样放电进行描述。

儿童脑电图分为"正常"、"正常范围"、"界线性"和"异常"四类。儿童脑电图异常程度的轻、中、重分级，常难以把握，对于判断病情并无太大帮助，反而容易引起临床医生和患者的误解，因此不进行分级。

其他重要的参考标准包括"国际临床神经生理联合会欧洲分会标准化脑电图评估和报告的术语（SCORE）"、"美国克里夫兰癫痫中心脑电图诊断分级标准（Lüders等，2000）"和"异常脑电图的标准术语及分级和定位价值（Lüders等，2000）"。在Lüders标准中，将脑电图异常分为三大类："异常Ⅰ"指轻度非特异性、无定位意义的异常；"异常Ⅱ"指中度非特异性异常；"异常Ⅲ"指具有高度定位意义或与某些临床疾病高度相关的异常。

表1-4 《临床脑电图学（第2版）》（刘晓燕，2017）成人脑电图分级诊断标准摘要

正常脑电图	1. 脑电波分布有正常的部位差别（如后头部α节律），左右基本对称
	2. 清醒期全头部α波频率差≤2Hz；后头部α节律在9～11Hz，调幅好，睁眼抑制明显；同一时段双侧α波频率差≤0.5Hz
	3. β活动≤20%，波幅≤20μV，额、颞为主
	4. θ活动≤5%，波幅≤30μV
	5. 偶见δ活动，波幅≤50μV
	6. 诱发试验无异常
	7. 生理性睡眠波顺序出现，睡眠周期正常
	8. 无阵发性异常脑电活动（作者注：这点似乎有矛盾）

续表

界线性脑电图 边缘状态，介于正常和 轻度异常之间，无明确的意义	1. α 节律变化范围＞2Hz，波幅＞100μV
	2. 双侧波幅差＞30%
	3. 中等波幅的 β 活动分布广泛或数量＞70%
	4. 额区低波幅 θ 活动轻度增多，＞10%～15%
	5. 低波幅 δ 活动轻度增多
	6. 出现某种意义不确定的波形
	7. 睡眠周期紊乱
轻度背景异常 见于少数正常人、轻微脑功能障碍、脑早期或恢复期病变、脑深部病变或某些全身性疾病	1. α 节律调节、调幅不佳，频率减慢至8Hz，睁眼抑制不明显
	2. 双侧波幅差＞50%
	3. β 活动明显增多，波幅＞50μV
	4. θ 活动明显增多，主要在额区
	5. δ 活动轻度增多
	6. 过度换气试验的早期出现或延迟消失
中度背景异常 明显的脑功能障碍，见于各类脑病	1. 枕区优势节律为7～8Hz的慢 α 节律，或4～7Hz的 θ 节律
	2. 左右明显不对称
	3. 较多、散在3Hz中等波幅的 δ 波
	4. 生理性睡眠波一侧或双侧消失，或正常睡眠周期消失
重度背景异常 严重的脑功能障碍，常见于各种病因的严重脑损伤	1. 背景以 δ 波为主
	2. 背景以 θ 节律为主
	3. 广泛性 α 活动
	4. 波幅和频率无规则，完全失去节律性
	5. 周期性波
	6. 持续性低电压或脑电静息

正常脑电图

"正常脑电图"是一个统计学的概念，即健康人群在95%置信区间之内属于正常。少数正常人在此区间之外，出现异常脑电图；反之，有些脑病患者也可能出现正常脑电图。

判断一份脑电图是否正常，与年龄、状态、部位等有关。例如，同样的图形，在小儿为正常，但在成人可能为异常；在睡眠期属于正常，若在清醒期则可能为异常。

小儿脑电图具有不成熟、不稳定的特点，如后头部节律较慢、慢波较多、调节调幅不佳等，随着年龄的增长而逐渐趋于成熟稳定。

良性变异型波形属于不典型脑电图形。有些波形尖锐，像癫痫样放电；还有些阵发性节律，像癫痫发作期图形。

本章采用这样的表述方式：先以表格概括要点，言未尽者，再以文字扼要解释。

1 正常清醒脑电图

首先来熟悉"正常清醒脑电图"（表2-1）。大量的随机性中，具有一定的节律性。表2-1所罗列的各种波形看似繁杂，但可以"化繁为简"，采取扼要的方式去理解：

表2-1　正常清醒脑电图

波形	特点
后头部α节律	脑电图中具有标志性的节律
	清醒闭目放松状态出现在后头部，注意力集中或睁眼时抑制
	8～13Hz，正常成人多为9～11Hz
	与脑功能和发育水平密切相关，与智力水平、人格、个性无关
	3岁出现最初的8Hz α节律，随着年龄的增长而频率逐渐加快，老年后又变慢
变异	仍保留基本特征：后头部优势，睁眼抑制
（后头部α节律）	快α变异型：正常节律的2倍，16～20Hz
	α阵速：闭眼或眨眼后即刻出现的快α节律，波幅较低，持续0.5～2秒，英文名"squeak"，意为"嘎吱作响"，这个名称非常形象，闭眼动作紧随的α阵速就像关门发出了"嘎吱"一声
	慢α变异型：正常节律的1/2，5～6Hz，慢波之上常有小切迹，实质上是2个α波的融合
β活动	14～30Hz的快波活动，波幅通常<20μV
	不同部位可出现具有不同特征的β活动
	少数成人背景脑电图以β活动为主，称为β型脑电图或α劣势型脑电图
	镇静催眠剂可引起大量β活动，中-高波幅，前头部明显
中央区μ节律	清醒安静状态出现于一侧或双侧中央区，9～11Hz节律
	负相尖，正相圆钝，形状类似"μ"
	不被睁眼抑制，可被对侧肢体运动或感觉刺激所抑制（中央区为皮质运动、感觉区）
背景θ波	婴幼儿和儿童较多
	正常成人<5%，波幅较低
额中线θ节律	前头部中线区出现的5～7Hz、中-高波幅的正弦样θ节律
	多见于儿童和青少年，受情绪和思维影响
λ波	清醒期出现在枕区的双相或三相尖波，正相成分突出
	与视觉刺激有关
儿童后头部慢波	正常发育现象，进入青春期后消失
	正弦样，波形刻板，具有和α节律一样的反应性
	可呈节律性或单个出现

★**快速识别生理波形，掌握脑电图梗概**

首先，识别3种节律：第一种是标志性的、后头部优势的α节律，可被睁眼所抑制；第二种是中央区μ节律（图2-1），不被睁眼抑制，但可被对侧肢体运动或感觉刺激所抑制；第三种是额中线θ节律，该节律受情绪和思维影响，容易在智力活动时出现。注：缺口节律曾被称为"第三节律"（本篇4"良性变异型脑电图"一章中），意为除α节律、μ节律之外的另一种节律；额中线θ节律一般属于正常，但也有研究认为在某些情况下可能为病理性（图2-2）。

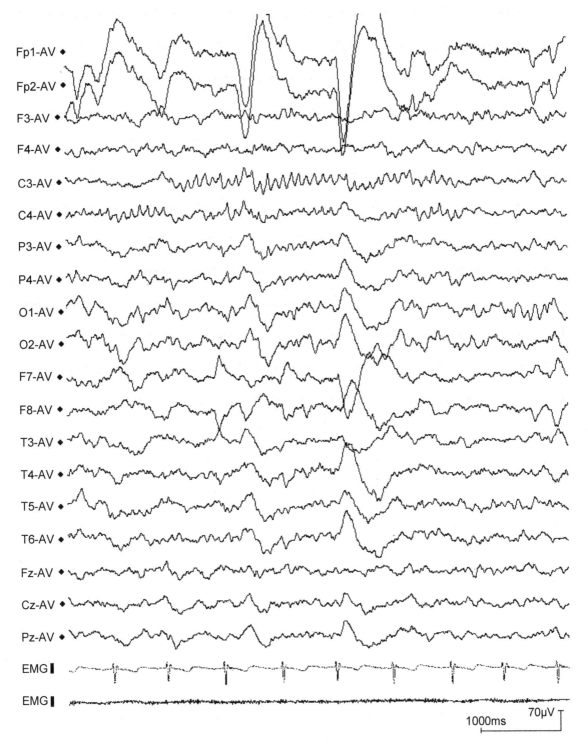

图2-1　中央区μ节律

6岁男童，发作性头痛、干呕，清醒期记录，可见C3、C4为著的10～11Hz中央区μ节律

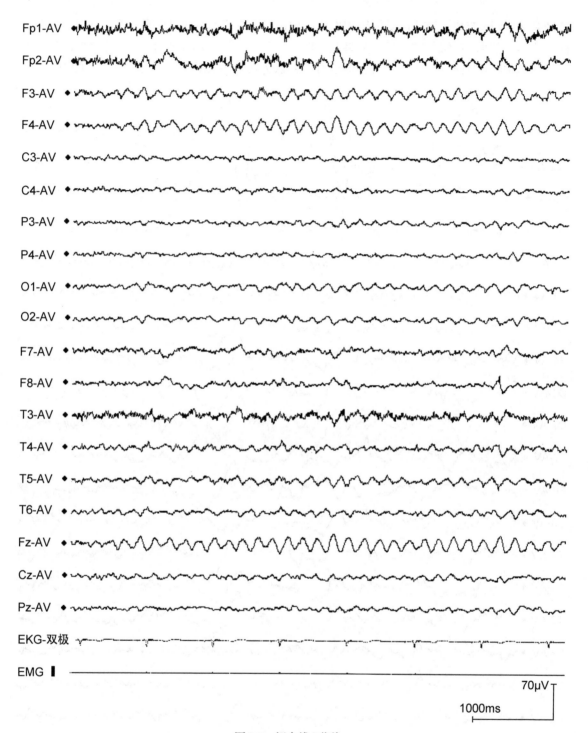

图 2-2　额中线 θ 节律

男性，37 岁，癫痫患者，清醒期记录，在 Fz、F3、F4、Fp1、Fp2 可见 5～6Hz 长程额中线 θ 节律

　　然后，观察快波与慢波：以 α 为参照，更快的是快波，更慢的是慢波。正常脑电图常见 β 活动，额、颞部为主；成人可有少于 5% 的低幅 θ 波，一般没有 δ 波，但儿童的慢波较多，且年龄越小、慢波越多。

最后，还有另外2种波形：一是与视觉刺激有关的枕区λ波（图2-3）；二是儿童后头部慢波，属于一种正常发育现象（图2-4）。

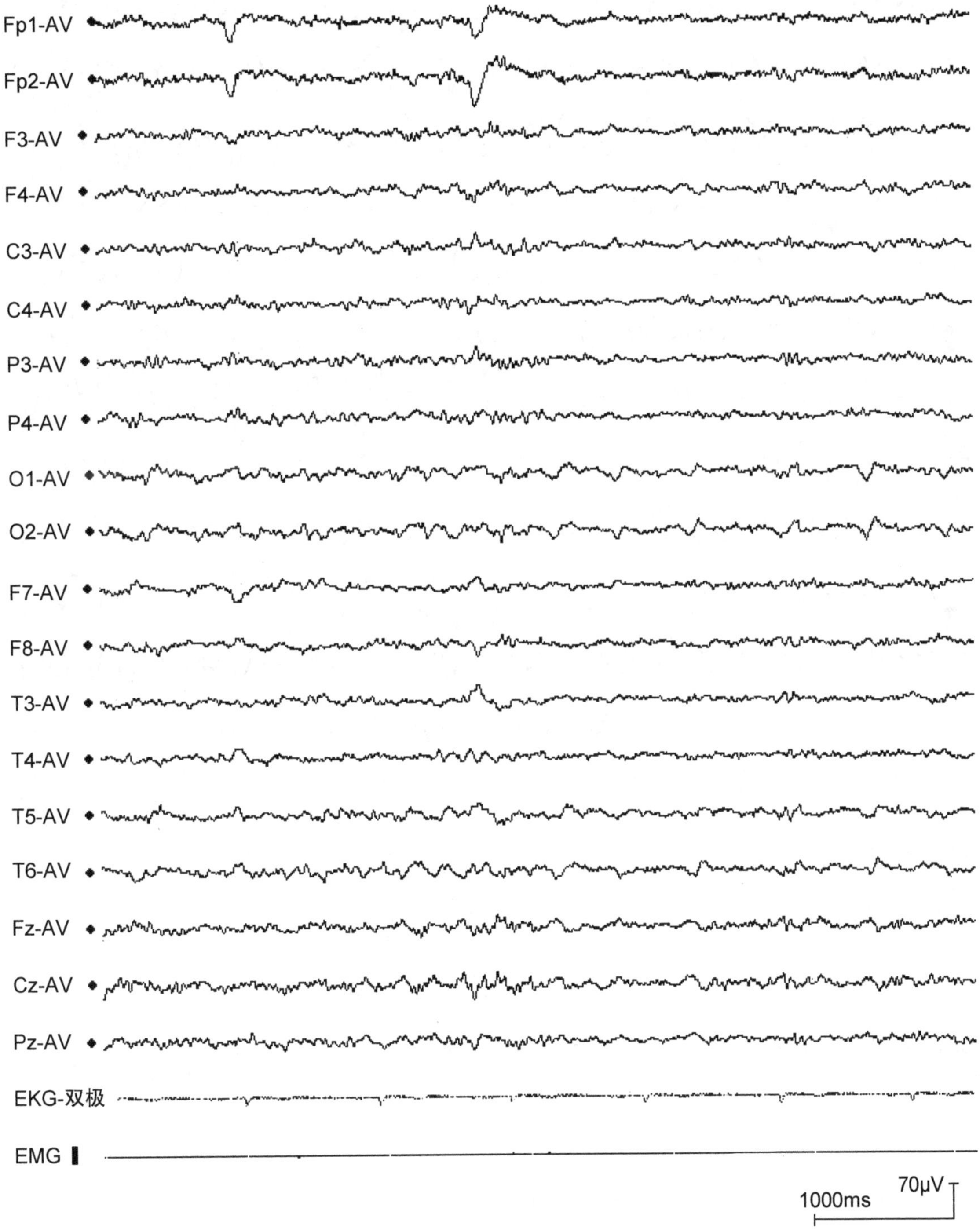

图2-3 枕区λ波

男性，59岁，癫痫患者，清醒期记录，通过Fp1、Fp2的瞬目伪差可知患者在间断眨眼，O1、O2可见宽、矮、正相为主的尖波，类似倒三角形

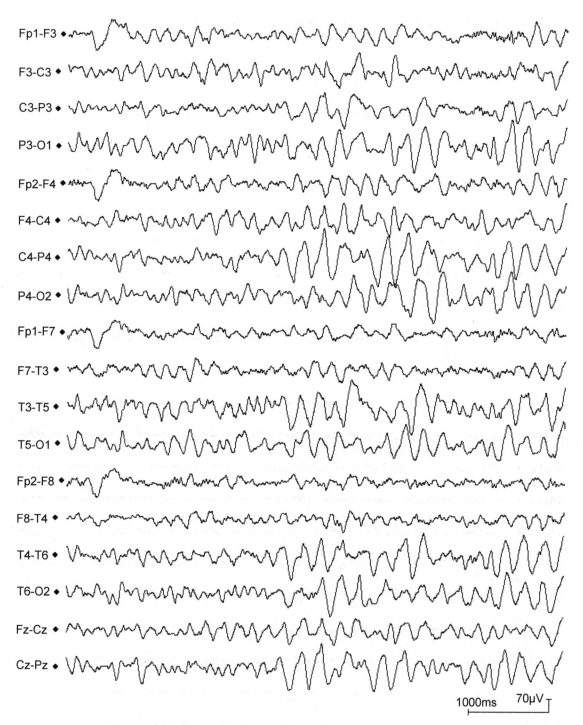

图2-4　儿童后头部慢波

5岁男童，发作性夜间惊恐，清醒闭目状态记录，后头部见3.5～4.5Hz、中-高波幅的慢波节律，以及9～10Hz的α节律

★比较固定的描述方法

　　无非是描述部位、数量、出现方式、频率、波幅等，如后头部优势、持续的、9～11Hz、20～40μV的α节律；额中线、双侧额、额极较多、连续短至中程、5～7Hz、30～45μV的θ节律。具体方法详见"基础知识"之"描述脑电波"一章。

2 正常睡眠脑电图

正常睡眠脑电波形见表2-2，图2-5～图2-9。

表2-2　正常睡眠脑电图的波形、特点

波形	特点
思睡期慢波	思睡期向浅睡期过渡时，出现阵发性同步化慢波 清醒闭目记录时可因困倦出现，应避免判读为异常 成人为5～7Hz、低-中波幅θ活动 小儿波幅更高、频率更慢、超同步化
顶尖波	进入N1期睡眠的标志 负相为主的尖波，波峰多数较钝，形如驼峰，又名驼峰波 Cz、中央、顶区最明显 小儿非常高、尖，30岁后波幅随着年龄的增长而逐渐降低
睡眠纺锤波	进入N2期睡眠的标志 12～14Hz的梭形节律，成人每串长0.5～2秒 Cz、双侧额、中央、顶区最明显 有多种脑内起源，频率可更快或更慢 左右交替出现为正常，恒定的单侧衰减为异常
睡眠纺锤波的变异型 （主要见于小儿）	极度纺锤：波幅>100～150μV，串长>5～10秒，多见于智力落后的儿童，也见于服用镇静药，偶见于正常儿童 慢棘波样纺锤：6～11Hz弓形节律，波形较尖，类似棘波，见于正常小儿 快棘波样纺锤：16～20Hz，波形较尖，类似棘波，多见于各种脑损伤后遗症小儿
K-复合波	由两部分组成：一个高幅双相或多相慢波，紧随一串纺锤波 主要分布在顶区或额区 随之可出现觉醒图形，伴或不伴行为觉醒
睡眠期枕区 一过性正相尖波	枕区单个或连续的、4～5Hz正相尖波 部位、波形、位相均与λ波相似，但出现的时间状态不同
觉醒反应	睡眠→觉醒时脑电图的动态演变，常为同步化、节律性慢波活动，与入睡时的脑电图有些相似 与睡眠深度有关：从N1期觉醒，几乎没有过渡期；如果从更深的睡眠期觉醒，则有阵发、演变的波形 与年龄有关：小儿更明显，持续时间更长 之后可出现清醒期图形伴行为觉醒，或轻微运动并继续入睡，也可没有任何动作
觉醒反应的变异型	额区觉醒节律：深睡期觉醒时，双额出现节律性α、θ或尖形θ长程暴发，常见于癫痫小儿，也见于非快速眼动睡眠期异态睡眠或正常小儿

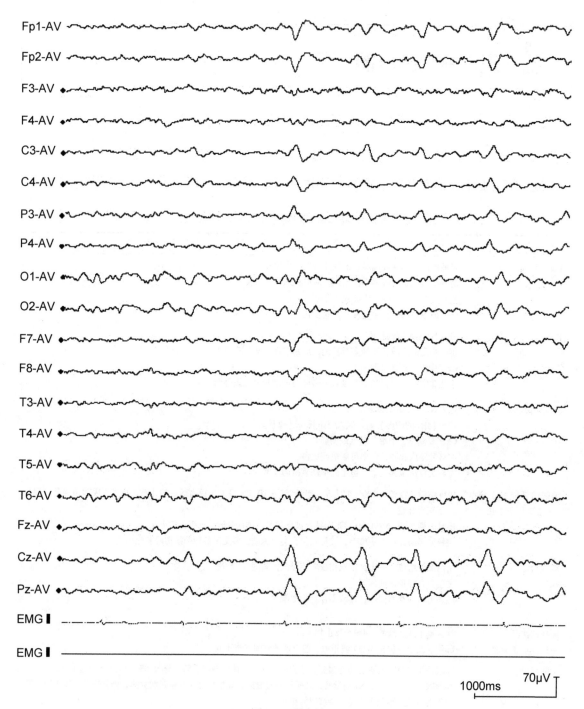

图2-5 顶尖波

男性，16岁，癫痫患者，睡眠期记录，可见Cz和Pz为著、宽大尖形的顶尖波，状如驼峰，以负相成分为主，其前后有小的正相成分

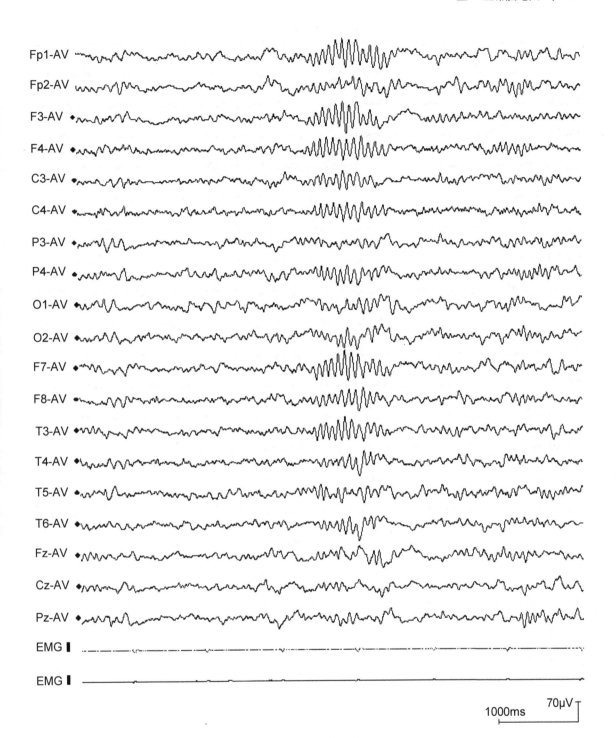

图 2-6　睡眠纺锤波

女性，53岁，发作性夜间异常动作，睡眠期记录，多个导联可见12Hz的梭形节律，每串持续约1秒

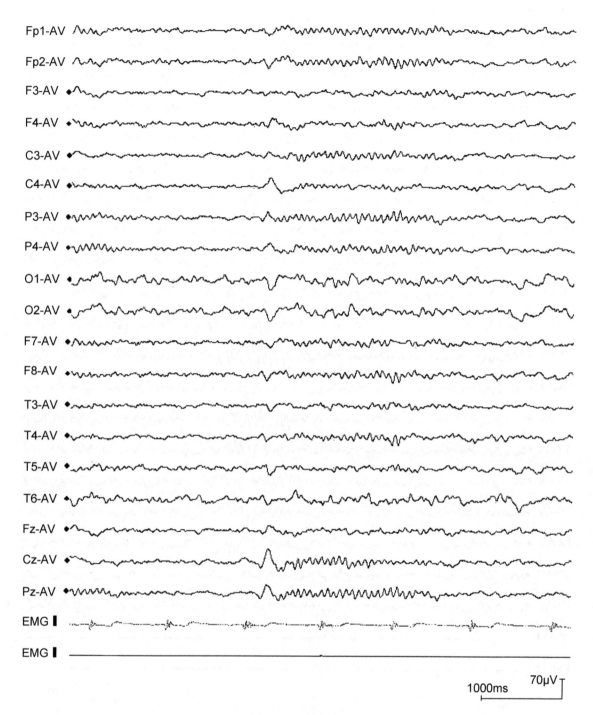

图 2-7　K-复合波

男性，16岁，癫痫患者，睡眠期记录，可见K-复合波，以Cz和Pz为著，由一个高频慢波及紧随其后的一串睡眠纺锤波构成

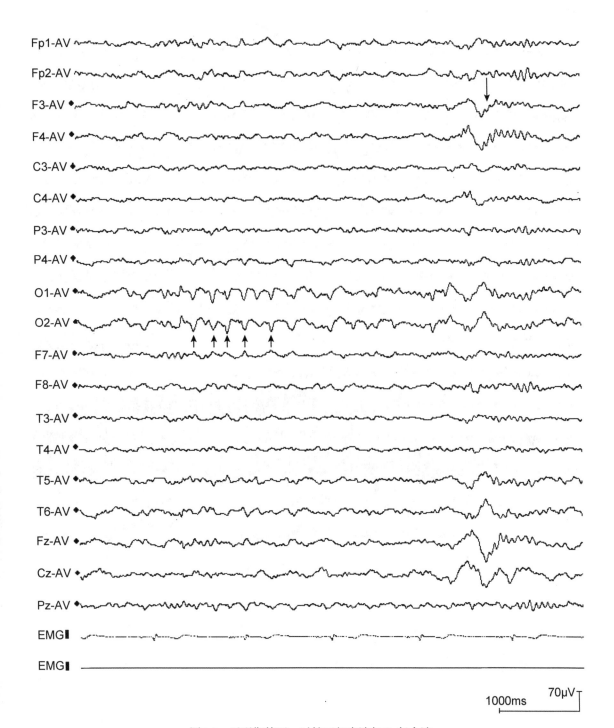

图2-8 睡眠期枕区一过性正相尖波与K-复合波

男性，40岁，发作性意识丧失2次，睡眠期记录，图中"↑"所指，O1和O2同步出现低而矮的正相尖波，类似倒三角形，部位、波形均与λ波相似，为睡眠期枕区一过性正相尖波；图中"↓"所指，为K-复合波，由一个高幅双相慢波及紧随其后的一串睡眠纺锤波构成

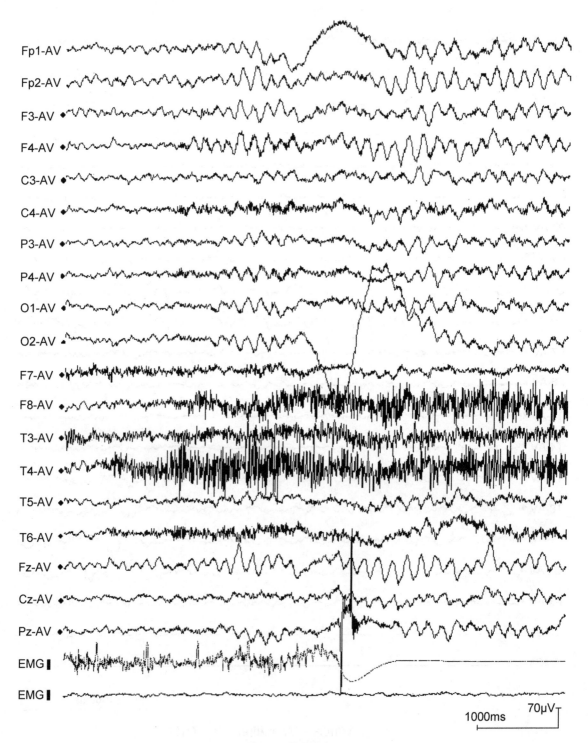

图2-9　觉醒反应

男童，5岁，热性惊厥，从睡眠N2期觉醒，出现前头部为著、同步化、中等波幅的6Hz慢波节律，伴随较多肌电伪差和体动伪差

3　不同年龄的脑电图差异

不同年龄的脑电图特点见表2-3，图2-10～图2-13。

表2-3　不同年龄阶段的脑电图特点

年龄	特点
新生儿 （受孕龄＜44周）	非常特殊的时期，脑电图表现及评判标准与儿童或成人完全不同 以受孕龄计，而非出生后的天数 发育成熟速度快，每1～2周即可见明显的脑电图发育进展 发育规律：非连续性图形→交替图形→连续性图形 散发的尖波、棘波为正常，若节律性出现或恒定于某一部位则为异常 任何单一节律连续发放均为异常
婴儿 （4周至12个月）	清醒期：2个月，广泛性不规则慢波；3～4个月开始，出现最初的后头部优势节律，3.5～4.5Hz；5～6个月，5～6Hz；12个月，6～7Hz 睡眠期：2个月出现睡眠纺锤波；5～6个月出现K-复合波；6～8个月出现思睡期慢波节律；快速动眼睡眠期占比逐渐减少
幼儿 （13～36个月）	清醒期：枕区节律2岁6～7Hz，3岁8Hz，睁眼时阻滞明显 睡眠期：思睡期阵发广泛性4～6Hz高幅θ节律，每次持续1至数秒，即催眠性θ节律 十分突出的顶尖波 常见枕区高波幅多位相慢波 觉醒时出现广泛性4～6Hz高波幅长程慢波活动，额区明显
学龄前期 （4～5岁）	清醒期：枕区节律8Hz，电压较高；常见后头部慢波；常见前头部6～7Hz中-高波幅θ节律；μ节律增加 睡眠期：思睡期可见枕区α节律解体过程，催眠性θ节律开始减少，中央-顶区出现6～7Hz高幅θ活动；顶尖波和K-复合波的尖波成分更加突出 诱发试验：基本能配合，过度换气试验常见慢波反应
学龄期 （6～12岁）	清醒期：枕区α节律7岁时约9Hz，7～9岁时波幅达到最高；仍有后头部慢波；μ节律更加常见 睡眠期：思睡期催眠性θ节律减少，有明显的枕区α解体；顶尖波可以很高很尖；睡眠纺锤波和K-复合波更加成熟；觉醒反应的慢波活动时程缩短、频率增快，表现为持续数秒的高幅θ活动 诱发试验：过度换气试验的高幅慢波反应特别突出
青春期 （13～20岁）	清醒期：枕区α节律8～12Hz，平均10Hz，波幅下降；后头部慢波减少；快波活动增多；13岁之前无低电压脑电图，之后少数人可有 睡眠期：思睡期典型的α解体，阵发θ活动少见；顶尖波、睡眠纺锤波、K-复合波不似儿童高、尖，但仍比成人高；觉醒反应成熟，迅速由睡眠图形转为清醒图形，慢波反应不明显 诱发试验：过度换气试验的慢波反应不明显
青年人 （21～30岁）	脑电图基本发育成熟，仍可有少量轻度不成熟的表现，如枕区α节律夹杂少量散发低幅慢波，30岁以后一般不再出现 清醒期：枕区α节律稳定，9～10Hz；低幅快波活动进一步增多；慢波＜5%；可见μ节律、枕区λ波 睡眠期：思睡期α解体，可见低-中幅θ波，但没有阵发高幅θ活动；顶尖波、睡眠纺锤波、K-复合波的波幅进一步降低；深睡期慢波的波幅也降低；深睡期较长，REM期约占20%，随着年龄的增长，深睡期和REM减少，浅睡期增加
中年人 （31～60岁）	脑电图成熟、稳定 边缘性或轻度异常脑电图比例增加，如慢波轻微增多、α节律调节调幅欠佳等 临床下的节律性发放：少数人清醒期或思睡期出现分布广泛的5～7Hz的θ活动，持续数秒至数分钟，可不对称

年龄	特点
老年人 （＞60岁）	α节律：变慢，波幅减低，指数减少，生理反应不佳，分布范围扩大，扩展至额颞 β活动：自出生至成年逐渐增多，60岁后仍有缓慢增加，80岁后趋于减少，β/α值随年龄的增长而增加，可作为评价老年化的指标 慢波：弥漫性慢波渐多、"良性"局灶性颞区慢波 睡眠期：慢波睡眠期减少且δ波幅降低，顶尖波、睡眠纺锤波、K-复合波均减少且波幅降低，REM睡眠期缩短，REM睡眠潜伏期缩短，又称REM前移

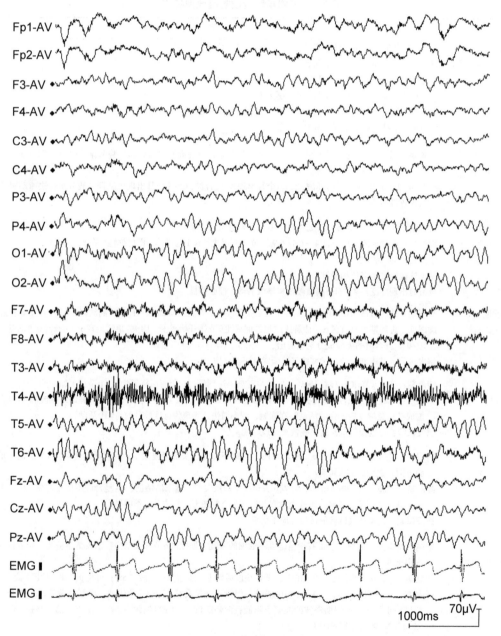

图2-10 学龄前期儿童脑电图

男童，4岁8个月，癫痫，清醒期记录，后头部优势频率为7.5～9.0Hz，调节调幅欠佳，右侧占优势，波幅最高达100μV，其中有4～5Hz的插入性慢波

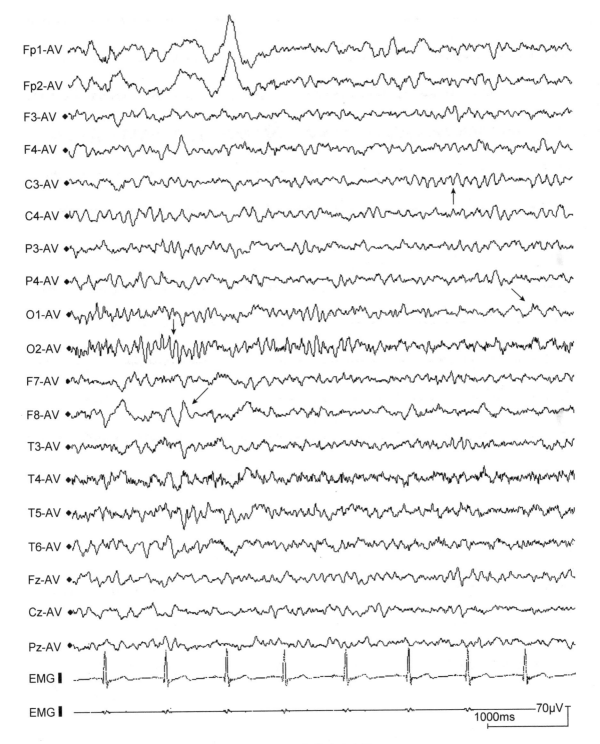

图2-11 学龄期儿童脑电图

男童，6岁10个月，发作性意识障碍伴抽搐2个月，生长发育正常，清醒闭目记录："↓"所指后头部α节律的频率为10～11.5Hz，快于该年龄的平均值；"↘"所指为后头部慢波，频率为4～5Hz；"↑"所指为中央区μ节律，频率为9Hz；背景可见少数、散在、弥漫性6～7Hz的θ活动，属于正常脑电活动；而右颞、额区为著的局部性4～6Hz的θ活动，波幅较高，如"↙"所指，考虑为异常

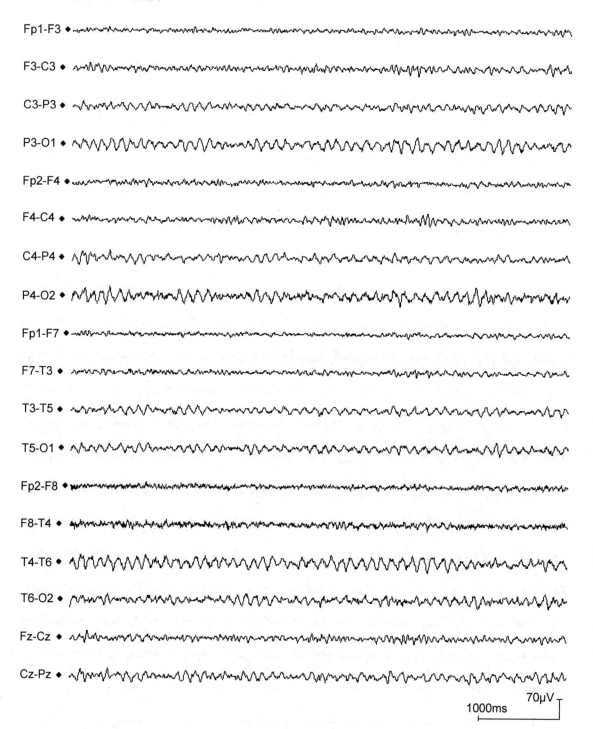

图2-12　老年人脑电图

男性，75岁，发作性意识丧失，智力正常，清醒期记录，后头部优势频率为7.5～9.0Hz，慢于正常成人，波形较刻板，波幅、出现率、部位优势均良好

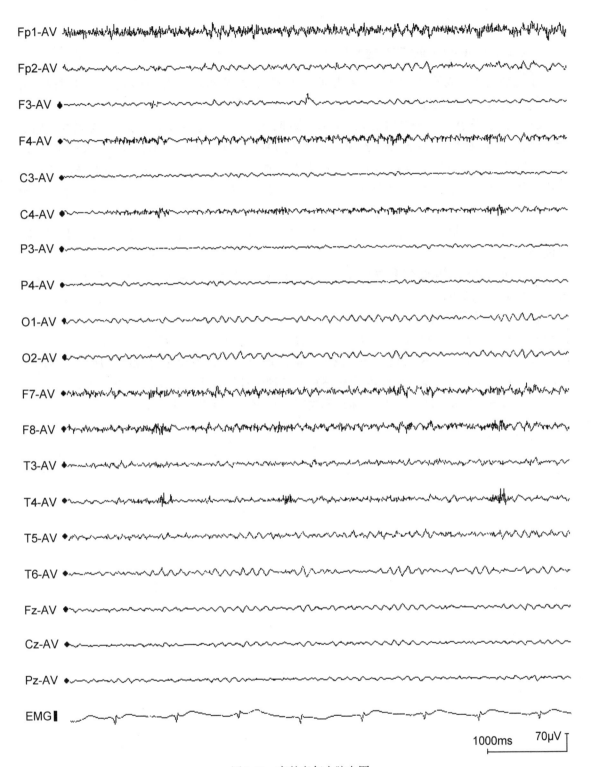

图 2-13　高龄老年人脑电图

女性，96 岁，夜间肢体抖动，轻度认知障碍，生活可大部分自理，清醒期记录，后头部优势频率为 8.0～9.0Hz，慢于正常成人，波幅、出现率、部位优势均较好

★脑电图随年龄的增长而演变的规律

小儿脑电图不成熟、不稳定，后头部节律较慢，调节调幅不佳，慢波较多，年龄越小，上述特点越明显，出现过于成熟稳定的脑电图反而属于异常。

3～4月龄开始，出现最初的后头部优势节律，之后随年龄的增长，频率逐渐增快、稳定性渐好，2岁时频率6～7Hz，3岁约8Hz，7岁约9Hz，成年人9～10Hz，老年期又轻微减慢。

催眠节律、觉醒反应也是脑不成熟的表现。成人的入睡过程为枕区α解体、频率减慢、低电压混合频率波；觉醒过程为频率改变、出现清醒期图形。而儿童存在催眠节律和觉醒反应。

儿童的脑电波幅普遍高于成人，学龄期波幅达到最高，顶尖波可以很高很尖，老年人脑电波幅减低。

幼儿期常见枕区高波幅多位相慢波，学龄前期常见后头部慢波，学龄期仍有后头部慢波；青春期后头部慢波减少。

新生儿的睡眠周期分为活动睡眠（AS）、安静睡眠（QS），3～6月龄时，AS发育为快速眼动（REM）睡眠，QS发育为非快速眼动（NREM）睡眠。年龄越小，睡眠时间越长，REM睡眠期和慢波睡眠期占比越高。随着年龄的增长，REM睡眠期和深睡期所占比例逐渐下降，浅睡期增加。老年人深睡期明显缩短，各种生理性睡眠波形如顶尖波、睡眠纺锤波、K-复合波均减少且波幅降低，REM睡眠期缩短，REM睡眠潜伏期缩短。

4 良性变异型脑电图

　　大概可理解为少见的、不典型的图形，与癫痫样放电活动相似，容易被误判为癫痫样放电。分为两类：一类是"良性变异型波形"（表2-4，图2-14～图2-17），指波形像癫痫样放电，如尖波样或棘波样波形；另一类是"良性变异型节律"（表2-5，图2-18、图2-19），指不同于生理性节律的、少见的、阵发性脑电节律，像癫痫发作期图形。

表2-4　脑电图的良性变异型波形

波形名称	特点
14Hz和6Hz正相棘波暴发	在参考导联，棘波是正相的（病理性棘波通常为负相） 弓形波 14Hz和6Hz可同时或分别出现 频率可略有波动，未必是很准确的14Hz和6Hz 后颞最明显 多见于4岁以上儿童和青少年
6Hz棘慢复合波暴发	有个很酷的别名：幻影棘慢波（phantom spike and wave） 短阵全导暴发，持续1～2秒，棘波的波幅低
小棘波	矮小的棘波或尖波，波幅30～50μV 可为负相、正相或双相，其后不跟随慢波 分布广泛，额颞为主 主要见于成人 如在固定部位反复刻板出现、波形一致，可能为癫痫样放电
发育不成熟的棘慢复合波	小儿思睡期4～5Hz高波幅θ节律，在最初1～3个θ波之前可见小的棘波，波幅50～75μV 其他时间和状态不会出现
门状棘波	主要见于中老年人 弓形波，形态类似"μ"，单个或连续出现 6～11Hz，60～200μV 一侧或双侧颞区，左侧多见 其后不跟随慢波，没有局部背景慢波活动
老年人的颞区微小慢活动	老年人 多见于前颞，左侧多见 波形圆钝，波幅＜70μV 3～8Hz，有时可为7.5～9Hz的慢α样节律 可在浅睡期演变成门状棘波节律

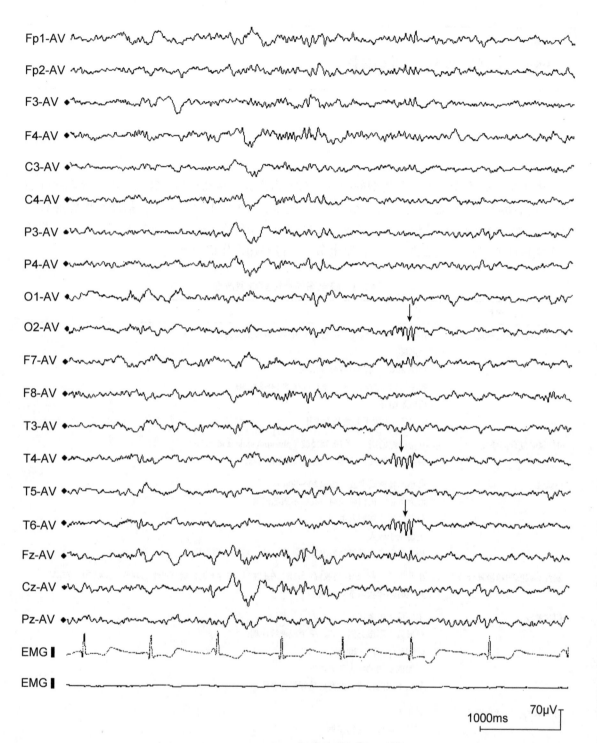

图2-14　14Hz正相棘波暴发

女性，16岁，发作性意识丧失，睡眠期记录，图中"↓"所指，T6、T4、O2见14Hz正相棘波暴发

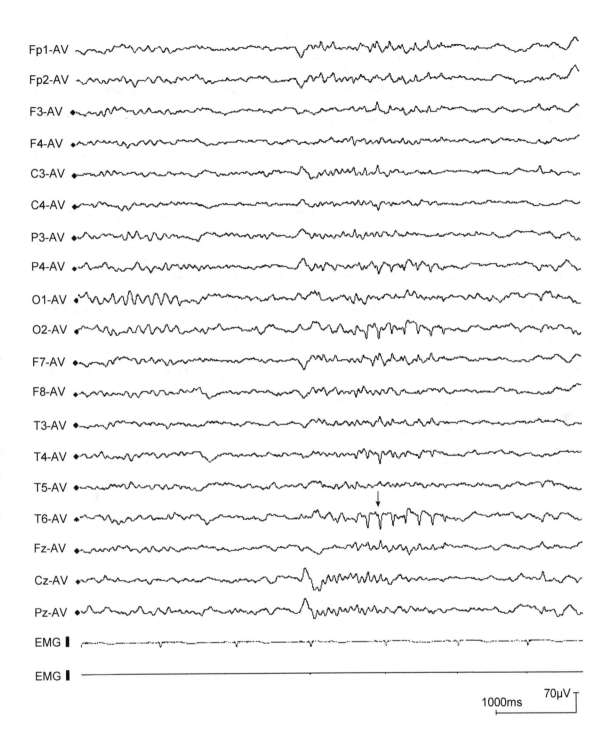

图 2-15　6Hz 正相棘波暴发

女性，17岁，癫痫，睡眠期记录，图中"↓"所指，可见 T6、O2 为著的 6Hz 正相棘波暴发

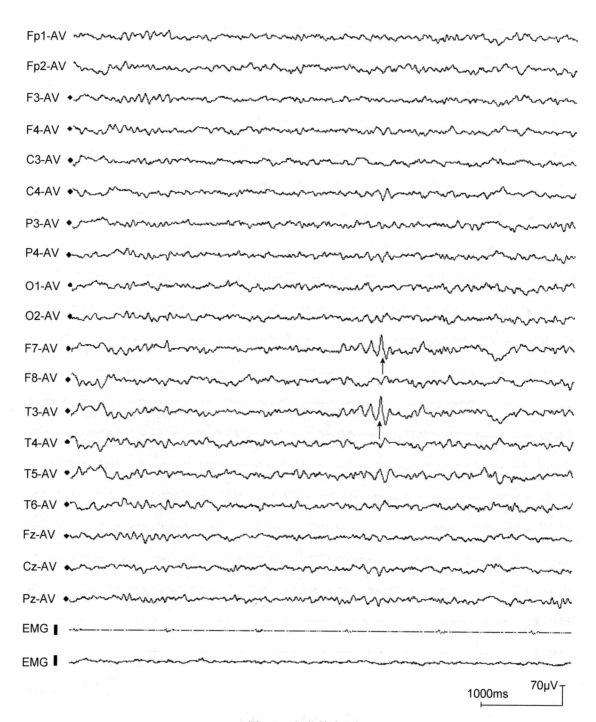

图2-16 门状棘波

男性，70岁，癫痫、脑血管病，在浅睡期脑电背景上，图中"↑"所指，T3、F7可见连续数个尖锐波形，略呈弓形，频率7Hz，
最高者波幅60μV，为门状棘波，其后不跟随慢波

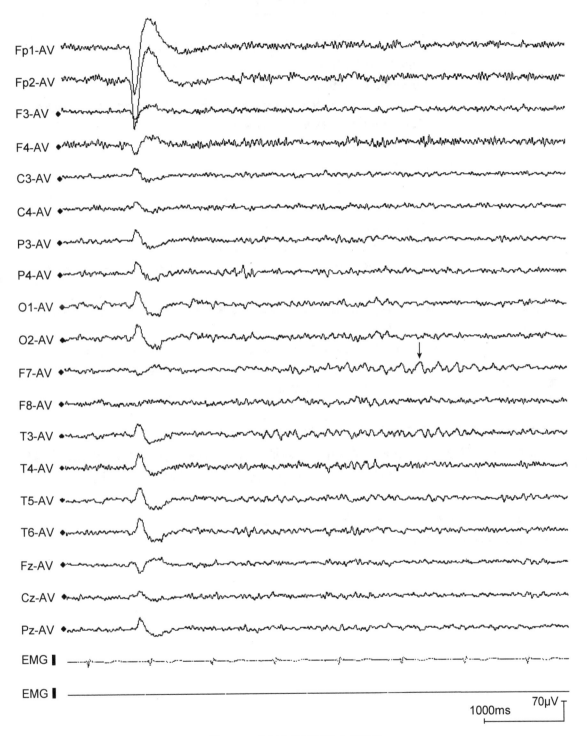

图 2-17　老年人的颞区微小慢活动

女性，64岁，神经症，清醒期记录，图中可见瞬目伪差，"↓"所指，F7和T3出现5～6Hz、30～40μV的θ活动

表2-5　脑电图的良性变异型节律

节律名称	特点
思睡期节律性中颞区θ暴发	其名称已经反映出主要特点：思睡期，中颞为著，暴发θ节律，4～7Hz，30～80μV，一侧或左右交替，可持续超过10秒
	见于各年龄，青少年最明显
	既往的别名：精神运动变异型。这个别名说明该节律与颞叶癫痫发作图形相似，鉴别要点在于：本图形不具有频率、波幅和空间分布的演变
中线θ节律	中线区4～7Hz，50μV以上的θ节律，持续4～20秒
	青少年多见
	出现于清醒期和思睡期，入睡后消失
成人临床下节律性放电	属于罕见图形
	很有争议的图形
	广泛性5～7Hz的尖形或正弦样θ节律，持续数十秒
	跟其他良性变异型节律有一个很大的不同：存在某些频率和波形的演变，酷似癫痫发作，但没有发作后的慢波
缺口节律	脑电通过颅骨时会衰减，如果颅骨缺损，在缺损处的头皮可记录到更多、更高波幅的脑电波6～11Hz节律
	别名"第三节律"，意指除了后头部α节律、中央区μ节律之外的第三种清醒期节律
	缺口下方脑区多有病变，所以需要与局部性异常脑电波相鉴别：连续的、波幅增强的节律为缺口节律；伴随的不规则慢波或棘波则属于异常

良性变异型脑电图虽然多种多样，但存在一些共同特点：

★常出现在思睡期、浅睡期，进入中、深睡期即消失。思睡、浅睡时脑电活化，深睡时脑电抑制，变异型图形进入深睡期多消失，而真正的癫痫样放电会持续到深睡期。

★变异型尖波、棘波常呈弓形。

★变异型节律通常没有频率和波幅的演变。这里强调"节律"，癫痫发作的节律是会演变的，而变异型节律多为单一节律，自始至终不变。

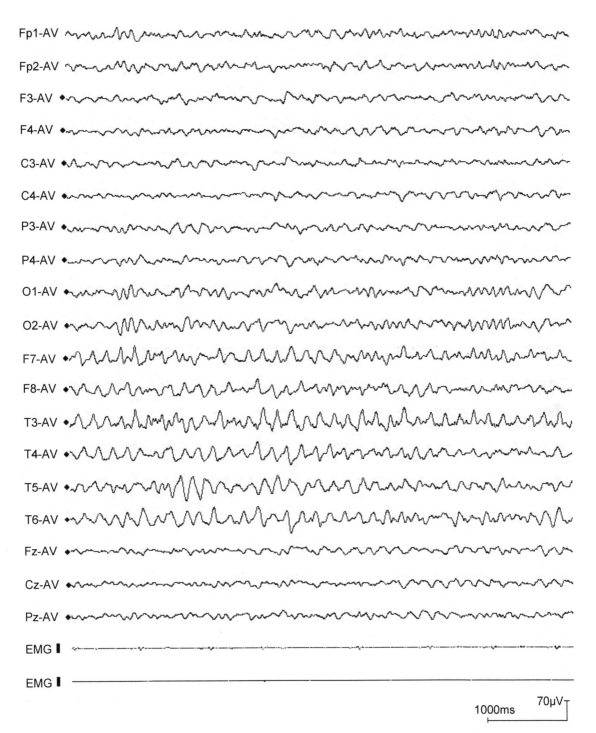

图2-18 思睡期节律性中颞区θ暴发

男性，14岁，发作性四肢强直，思睡期记录，图中可见枕区α节律解体，并与慢波交替出现，双侧颞区见6～7Hz、40～50μV的
尖形θ节律长程发放，为单一波形，无演变

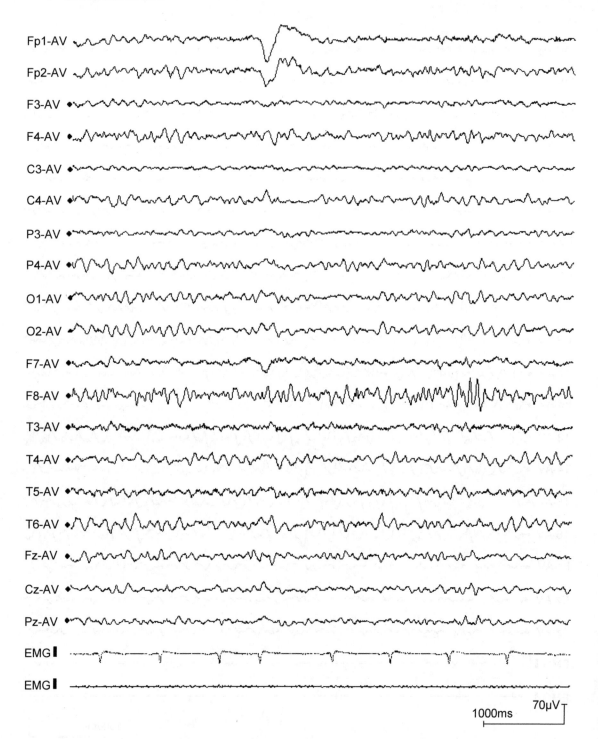

图2-19　缺口节律

男性，66岁，脑膜瘤术后颅骨缺损，清醒期记录，F8可见6～14Hz混杂频率，F4、Fp2也出现相似波形，但波幅较低

三

异常脑电图

异常脑电图大致分为背景异常、阵发性异常。

背景异常又可分为弥漫性异常、局部性异常。

阵发性异常包括3类:"癫痫样波形"是由一组脑神经元快速超同步去极化所致的刺激性癫痫样放电,波形尖锐,突出于背景脑电之上,既见于发作间期,也可见于发作期;"节律性暴发"强调暴发出现异常节律,其中部分属于癫痫发作期图形;"周期性波"指某种波形以相似的间隔时间反复刻板出现,其中有些与癫痫样放电有关。

多数癫痫发作的脑电图表现为逐渐演变的节律。不同类型癫痫发作的发作期脑电模式各不相同,本篇先概述其共性。

1 背景异常

脑电背景异常多为非特异性，与弥漫性或局部性脑功能障碍的程度有关。

缺少病因或病理的特异性，意思是说：依据脑电图的背景异常，一般无法诊断为某种疾病（缺少病因特异性），也无法判定属于缺血、感染、变性等何种病理性质（缺少病理特异性）。常见的脑电背景异常种类见表3-1，图3-1～图3-8。

表3-1　脑电背景异常

波形	特点
正常节律改变	α节律频率减慢，调节调幅不佳，出现率、波幅或频率不对称，反应性变差
基本脑电波节律慢化	主要指枕区节律，成人正常应>9Hz，年龄越小，频率越慢，3岁小儿正常在6～8Hz，老年人也稍慢，慢于相应年龄的正常值即属于异常
持续弥漫性慢波	可为正弦形或多形性 同时累及皮质和皮质下白质，才能产生多形性δ活动 δ比θ的病损程度更严重 见于各种原因的弥漫性脑损伤
间断性节律性δ活动	intermittent rhythmic delta activity，IRDA 频率在2.5～3Hz，持续1至数秒，反复出现，闭目或困倦时增多 多无病因特异性：多种病因可导致，正常人过度换气也可导致 多无病位特异性：可见于脑内广泛性或局灶性病变，局灶性病变可在病变局部、远隔部位，甚至对侧半球出现 与其他脑区不同，颞区IRDA很特殊，具有病因和病位的特异性，与颞叶癫痫关系密切，节律和波形不太规整，2.5～4Hz，多为一侧性
广泛性非同步性慢波	散发性或弥漫性，双侧不同步，不成节律 最常见，但最缺乏特异性的异常
局部性或一侧性持续性慢波	常为高波幅的多形性慢波 局灶性多形性δ活动多在脑损伤部位最明显 大范围脑损伤时，中心区域慢波的波幅降低，周边区域波幅较高 病变比较表浅时，慢波与病变部位可能一致，病变比较深在时，则有偏离 慢波睡眠期，缺乏慢波的一侧可能为异常
快波性异常	少数正常人的背景脑电以低波幅快波活动为主 镇静药、某些抗癫痫药可致快波增多，变化最明显的是苯二氮䓬类 焦虑、思考等状态可致快波增多 成人β波幅超过50μV为异常 颅骨缺损局部快波增多、增高 大量、明显的β节律，可见于精神分裂症、先天脑发育不良、甲状腺功能亢进（甲亢）、发热等，其中先天脑发育不良伴见β波幅增高 多种局灶性脑病、硬膜下或硬膜外血肿，可引起局部快波减少、慢波增多

波形	特点
局部电压衰减	别名：懒波
	常由较大范围的结构性脑损伤所致，局部背景电压降低，α节律、睡眠纺锤、顶尖波等生理性脑电波也会电压减弱甚至消失
	局灶性癫痫发作初期常有短暂的局部电压衰减，而后才演变为各种模式的发作期图形
暴发-抑制	严重的脑电图异常
	中-高波幅的暴发性活动与低电压或电抑制状态相交替
	最经典的疾病是大田原综合征，即早期婴儿癫痫性脑病
	也见于严重的缺血缺氧性脑损伤、麻醉、药物中毒、临终状态
低电压和电静息	严重的脑电图异常
	要求记录电极间距＞10cm
	电压持续＜20μV为低电压，＜2μV为电静息
	不受状态变化影响，对刺激无反应
	见于各种严重的脑损伤，反映脑功能严重抑制或丧失
	电静息是脑死亡的重要依据之一，反映大脑半球功能丧失（脑干诱发电位消失反映脑干功能丧失）

★归纳慢波性异常

慢波性异常的种类较多，为了更清楚地比较和掌握其特点，将表3-1中的5类慢波性异常进一步归纳，见表3-2。

表3-2　5类慢波性异常的特点

种类	特点
基本脑电波节律慢化	枕区节律减慢
持续弥漫性慢波	持续、弥漫性、正弦形或多形性
广泛性非同步性慢波	最常见、但最缺乏特异性的异常
	弥漫性、不同步、不成节律
	与"持续弥漫性慢波"的重要区别在于非持续性
间断性节律性δ活动	间断性、节律性、δ频带，见于额、枕、颞等不同部位
局部性或一侧性持续性慢波	局部性或一侧性，反映局部性脑损害

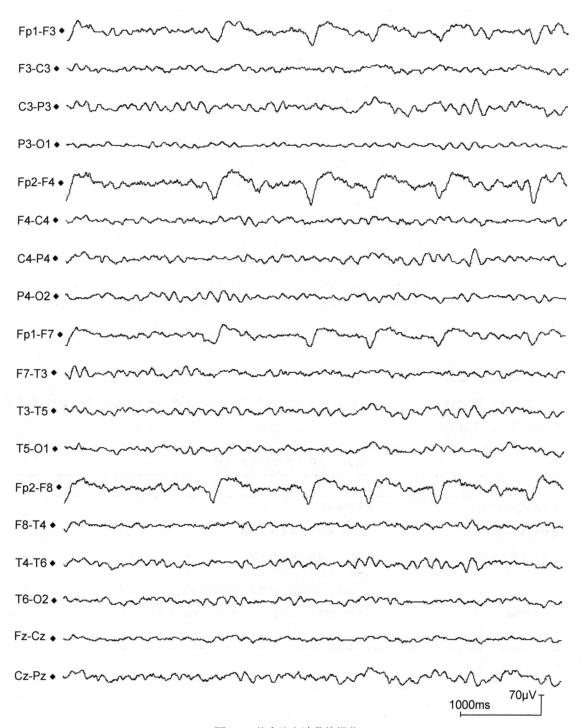

图3-1 基本脑电波节律慢化

女性，68岁，发作性视幻觉，清醒期记录，后头部优势频率减慢至6～7Hz

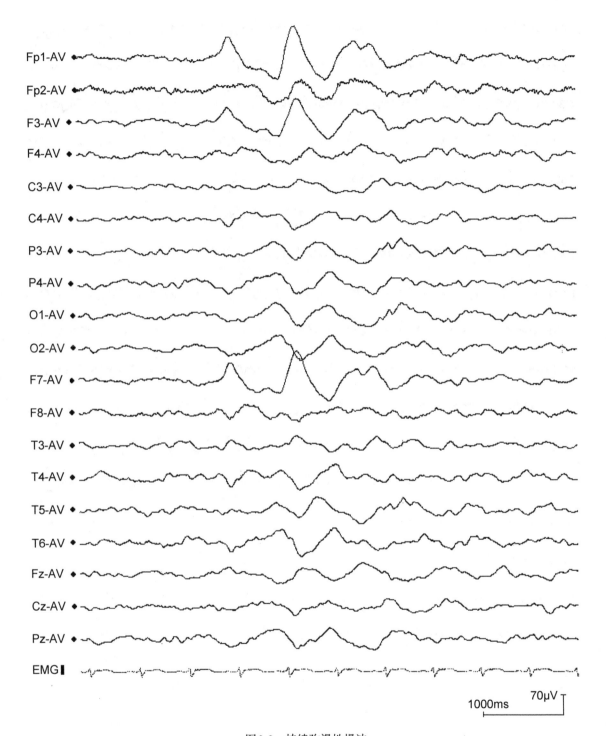

图 3-2　持续弥漫性慢波

男性，26岁，头外伤后昏迷2个月，背景脑电为持续的弥漫性θ、δ活动

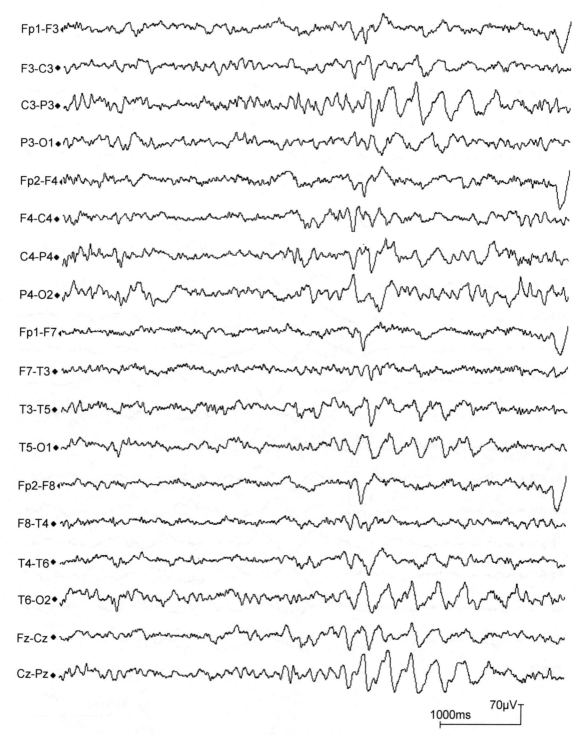

图3-3　间断性节律性δ活动

男性，45岁，癫痫患者，清醒期记录，双侧顶、中央、后颞、枕区可见3～3.5Hz的间断性节律性高幅δ活动，其中夹有不典型低幅棘波

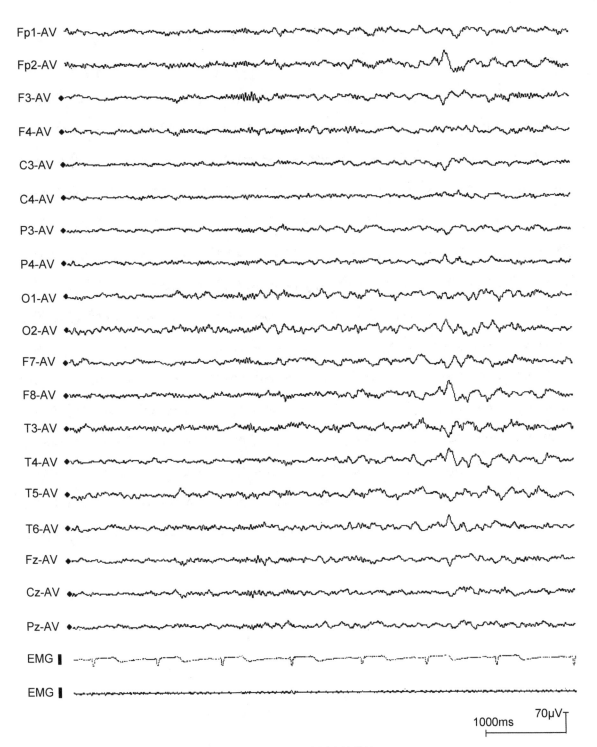

图3-4 广泛性非同步性慢波

男性，48岁，记忆力下降半年，清醒期记录，后头部α节律的频率为12Hz，可见4～6Hz的广泛性非同步性θ活动

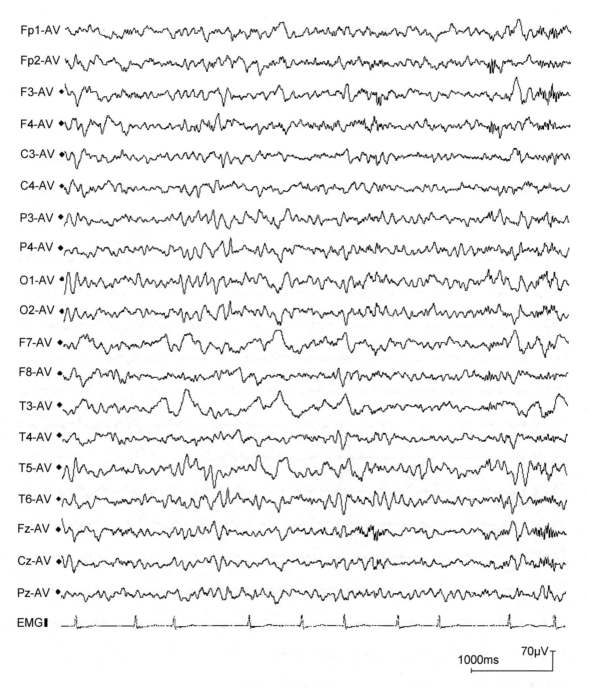

图3-5　局部性慢波

女性，73岁，脑血管病史，头颅CT见左颞软化灶，清醒期记录，F7、T3、T5可见2.5～3.5Hz的高幅δ活动

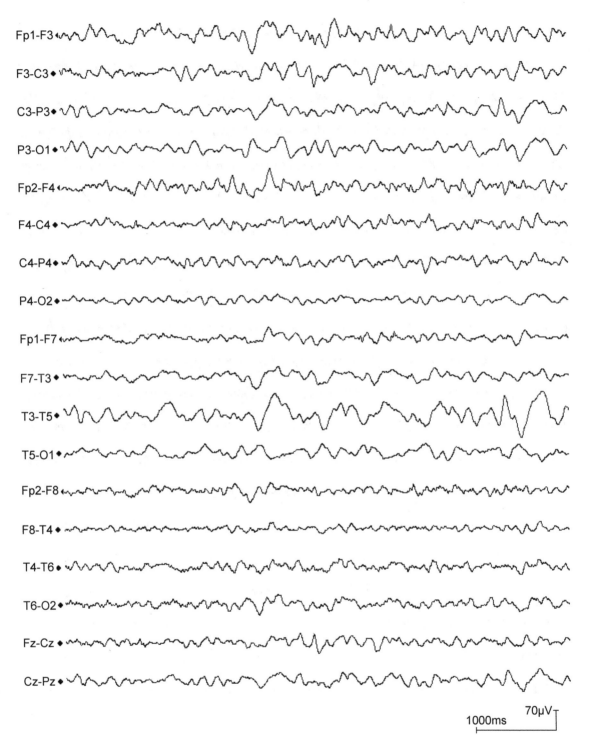

图3-6 一侧性慢波

男性，12岁，癫痫，生长发育迟滞，清醒期记录，右侧后头部可见6～8Hz节律，左侧后头部的优势节律不明显，左侧半球的慢波
活动明显增多

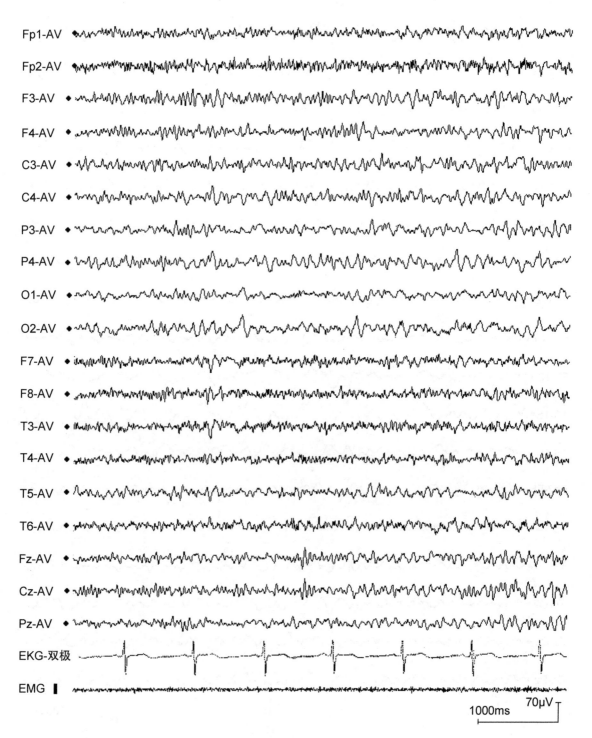

图3-7 快波增多

女性，76岁，破伤风，使用地西泮控制抽搐，清醒期记录，可见多数14～30Hz的快波，双侧额、颞为著，波幅最高达60μV，有较多肌电伪差

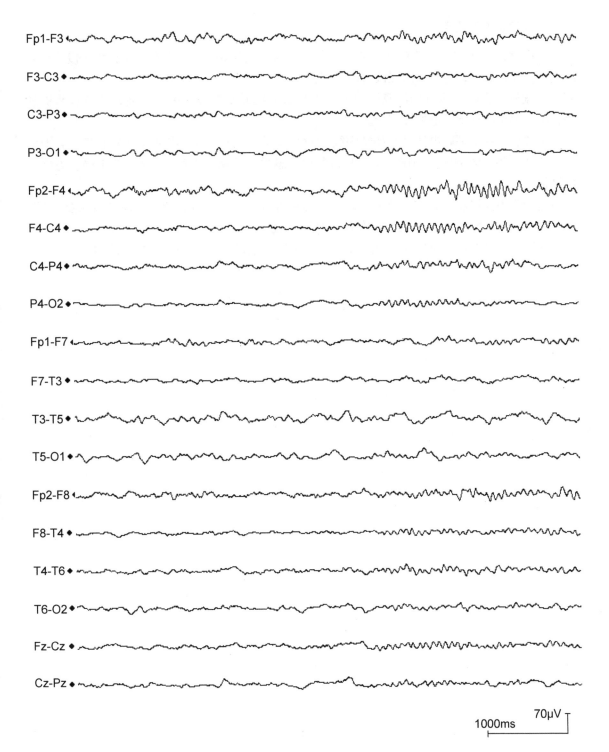

图 3-8　局部电压衰减

男性，12岁，癫痫，生长发育迟滞，睡眠期记录，与图 3-6 为同一患者，可见左侧半球的睡眠纺锤波明显减少，并且在 T5 附近存在局部性慢波

★判读慢波的要点

清醒状态下正常范围的慢波：成人θ活动＜5%，偶见δ活动；正常小儿有较多慢波，年龄越小，慢波越多；老年人的慢波可略增多。

阅读脑电图时，应特别注意脑电背景中是否存在异常慢波。因为低波幅慢波容易被忽略，不像突出的异常脑电那样醒目。

不要将一些生理脑电活动（如额中线θ节律、λ波、儿童后头部慢波等）或良性变异型脑电图（如老年人的颞区微小慢活动、缺口节律、思睡期节律性中颞区θ暴发等）误认为慢波性异常。

出现弥漫性慢波时，应注意分辨患者状态是否清醒，困倦状态即可出现较多弥漫性θ活动，睡眠越深，慢波越多，深睡期出现高波幅δ活动。

弥漫性慢波需要鉴别是否由困倦所致，而恒定出现在某一局部的慢波多为异常。

2 阵发性异常

阵发性异常是突出于脑电背景活动之上的阵发性异常脑电波，与癫痫密切相关（表3-3），可分为3类：

第一类是"癫痫样波形"：强调"波形尖锐、突出于背景活动之上"，反映刺激性癫痫样放电，其后可紧随慢波，可见于癫痫发作间期或发作期（图3-9～图3-14）。

第二类是"节律性暴发"：强调"突然出现异常节律"，波形多种多样，属于非特异性异常或癫痫发作（图3-15、图3-16）。

第三类是"周期性波"：其中有些与癫痫无密切关系，有些则介于背景波与癫痫样放电之间（图3-17、图3-18）。

表3-3　阵发性异常

波形	特点
癫痫样波形	棘波、尖波、多棘波、棘慢复合波、尖慢复合波、多棘慢复合波、棘节律、快节律
	高度失律是一种特殊的异常，主要见于婴儿期癫痫性脑病，背景节律紊乱，持续弥漫性不规则高波幅慢波，混以各种杂乱的棘波、尖波、多棘波
节律性暴发	某一频率的节律突发突止，持续一段时间，突出于背景活动之上
	各种频段都有可能，局部、多灶、游走、广泛性都有可能
	慢波节律暴发多属于非特异性异常
	有些属于生理节律，如思睡期阵发θ节律，觉醒节律，过度换气诱发的高波幅慢波节律等
	如果是快波、尖波、棘波节律，则有可能是癫痫发作期图形，需要与生理性脑电节律相鉴别
周期性波 （脑功能严重受损的表现）	三相波：弥漫性低波幅背景之上，出现的1～2Hz、中-高波幅慢波，第一相为负相、波幅较低，第二相为突出的正相波，第三相为负相，时限较长，常见于肝性脑病、其他代谢性脑病、克-雅病、一氧化碳中毒等
	广泛性周期性癫痫样放电（generalized periodic epileptiform discharges，GPED）：突出于背景活动的广泛性棘波、尖波、慢波或复合波以相似的间隔反复刻板出现，常见于缺氧性脑病、代谢性脑病、单纯疱疹病毒性脑炎（也可能为一侧性）、亚急性硬化性全脑炎、克-雅病、小儿癫痫性脑病、非惊厥性癫痫持续状态等，间隔时间4秒以上者为长周期，4秒以下者为短周期，亚急性硬化性全脑炎为长周期，克-雅病为短周期，其他疾病则可长可短
	周期性一侧性癫痫样放电（periodic lateralized epileptiform discharges，PLED）：癫痫样放电以1～2秒的间隔、周期性反复出现在一侧半球，常见于脑卒中、单纯疱疹病毒性脑炎、代谢性脑病、先天局部皮质发育不良等

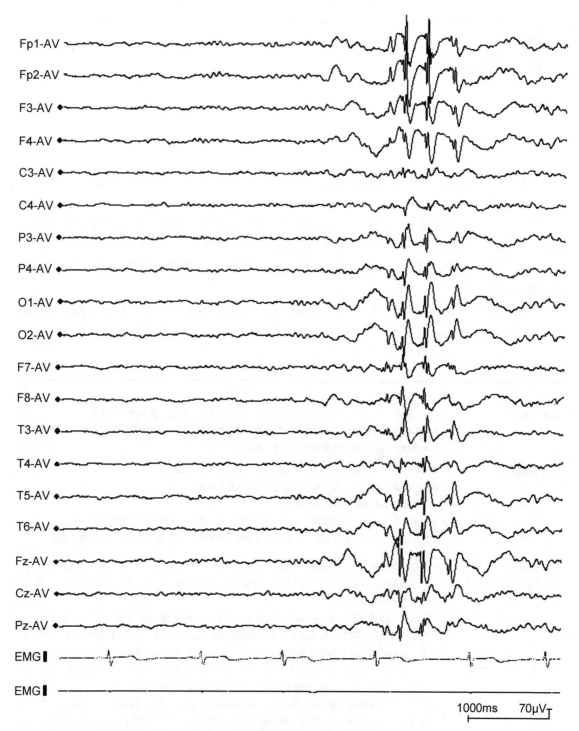

图 3-9 癫痫样波形——全面性放电

男性，28岁，发作性短暂意识模糊10余年，清醒期记录，可见广泛性 3～3.5Hz、极高波幅的棘慢复合波，注意右下方的标尺，因使用了较低的灵敏度而使图示波幅降低

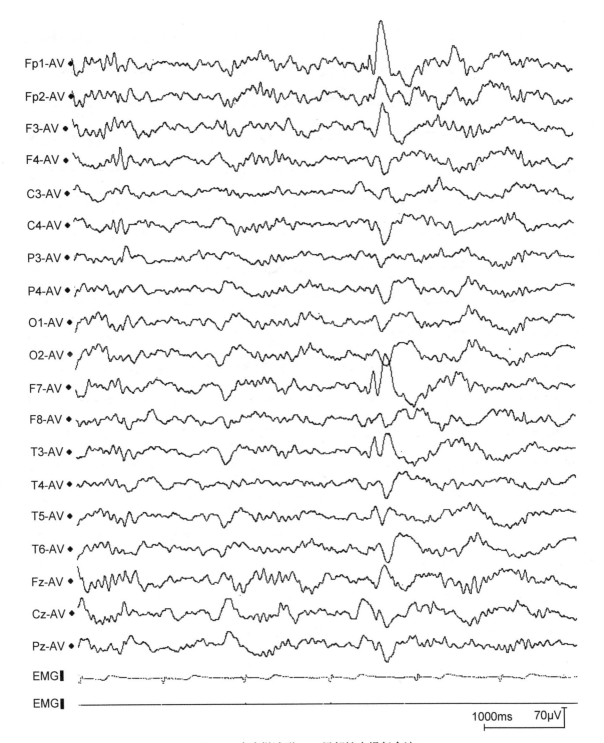

图 3-10 癫痫样波形——局部性尖慢复合波 1

男性，21岁，发作性意识丧失、四肢抽搐2年，睡眠期记录，F7、Fp1、T3可见局部性尖慢复合波

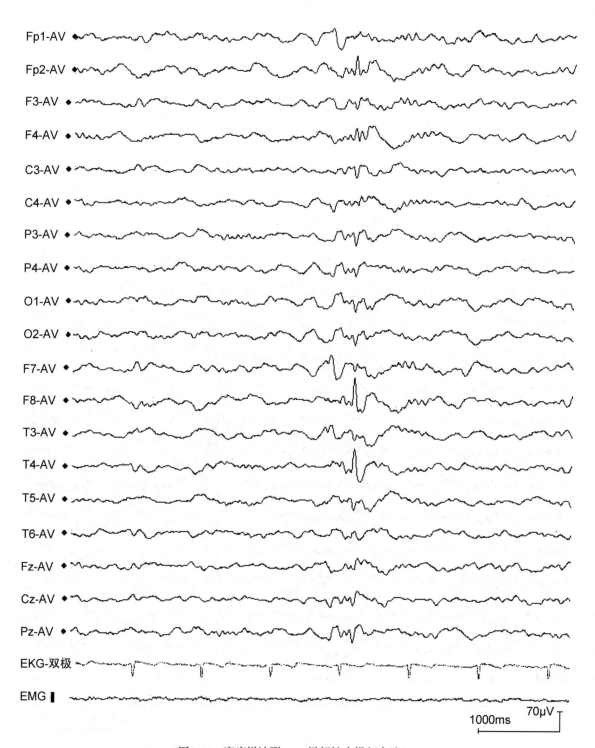

图 3-11　癫痫样波形——局部性尖慢复合波 2

女性，46 岁，反复发作性意识丧失、四肢抽搐，睡眠期记录，F8、T4 散发单个尖慢复合波，累及 Fp2、F4

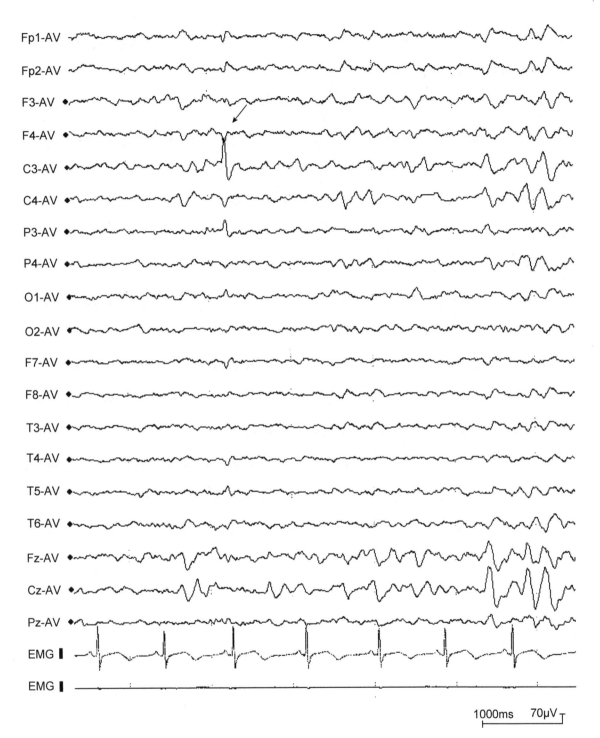

图 3-12　癫痫样波形——病理性尖波

女性，10 岁，发作性头晕、心悸，睡眠期记录，"↙"所示，C3、P3 可见病理性尖波，图中还可见颅顶区为著的、宽大的顶尖波

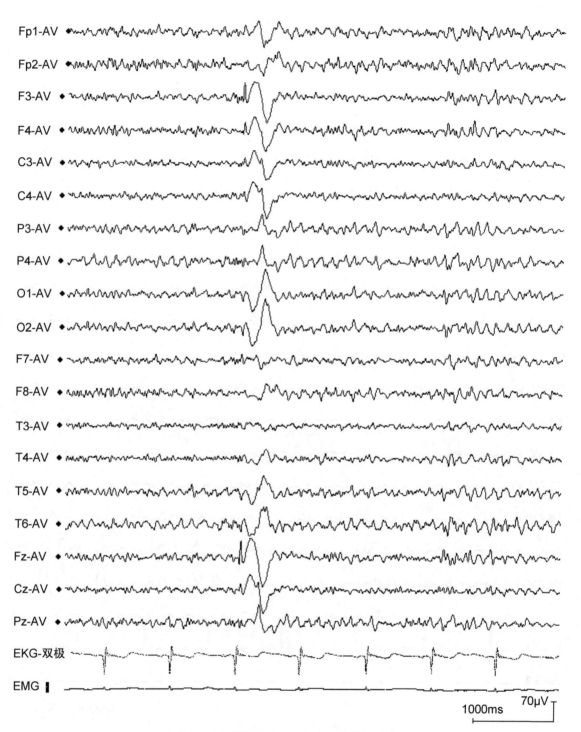

图 3-13　癫痫样波形——局部性棘慢复合波

女性，53 岁，癫痫患者，清醒期记录，Fz 可见棘慢复合波，累及 F3、F4、Cz、C3、C4、Fp1，其中棘波成分的时限为 1/24 秒

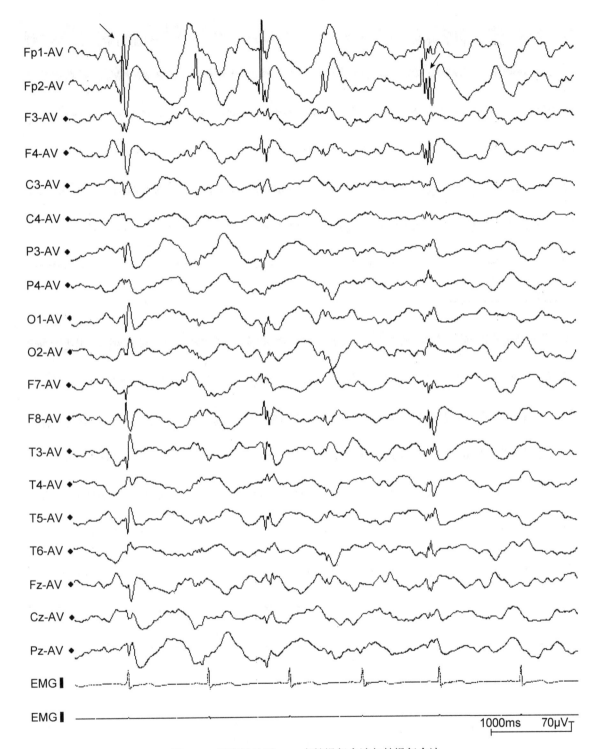

图 3-14　癫痫样波形——多棘慢复合波与棘慢复合波

男性，15岁，早产儿，出生时呼吸停止，生长发育正常，发作性意识丧失、四肢抽搐2年，睡眠期记录，可见多棘慢复合波（↙）
与棘慢复合波（↘），Fp2、F4、Fp1、F8为著

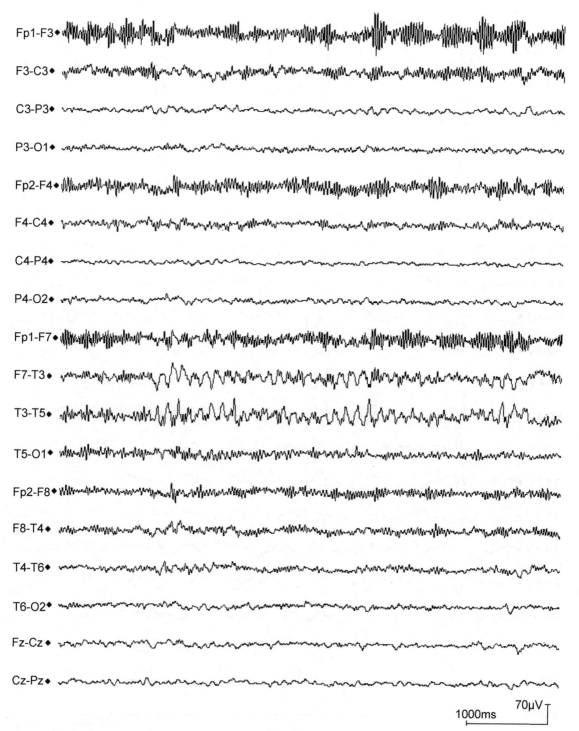

图3-15 节律性中颞区θ暴发

男性，24岁，癫痫患者，清醒期记录，左侧中颞区6～7.5Hz的θ节律中-长程发放，为单一节律，无频率、波幅或空间分布的演变

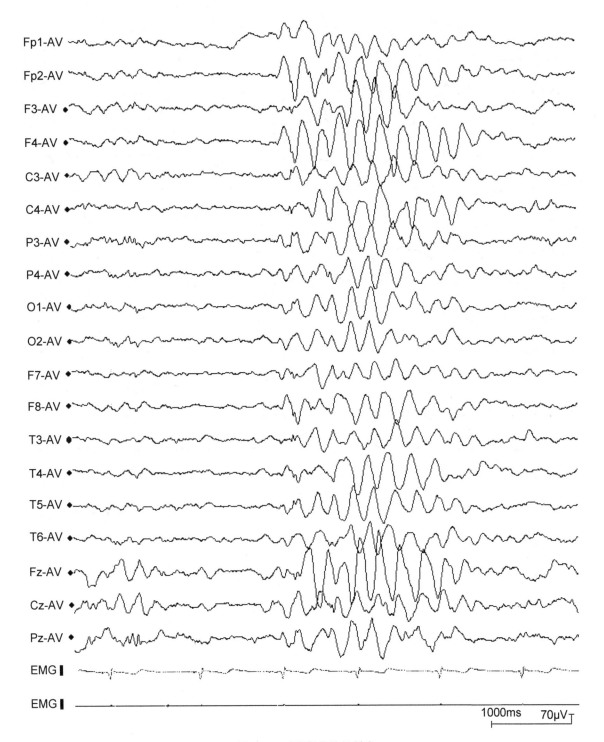

图 3-16　睡眠期节律性暴发

女性，11岁，癫痫患儿，睡眠期记录，暴发出现弥漫性、3.5～5.0Hz、高 - 极高波幅的θ节律，额区为著

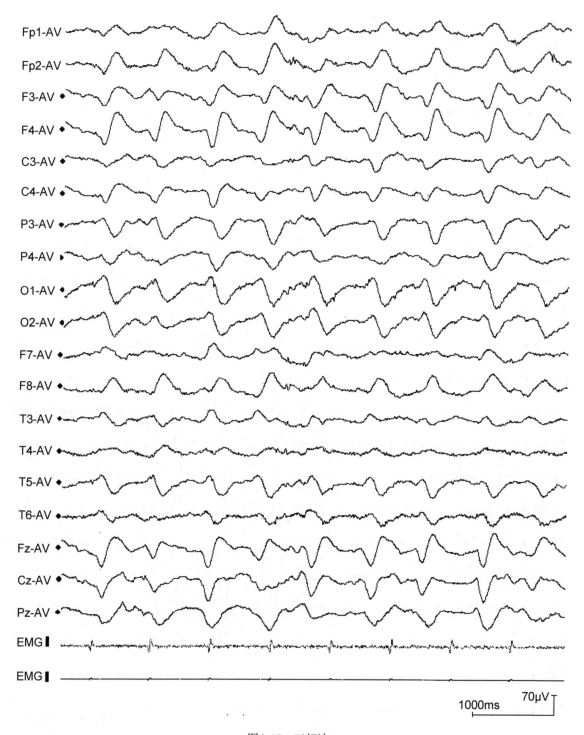

图3-17 三相波

男性，32岁，进行性智力减退、运动能力下降20余年，睡眠期记录，脑电图可见广泛性、双侧大致同步、1～2Hz的三相波长程发放

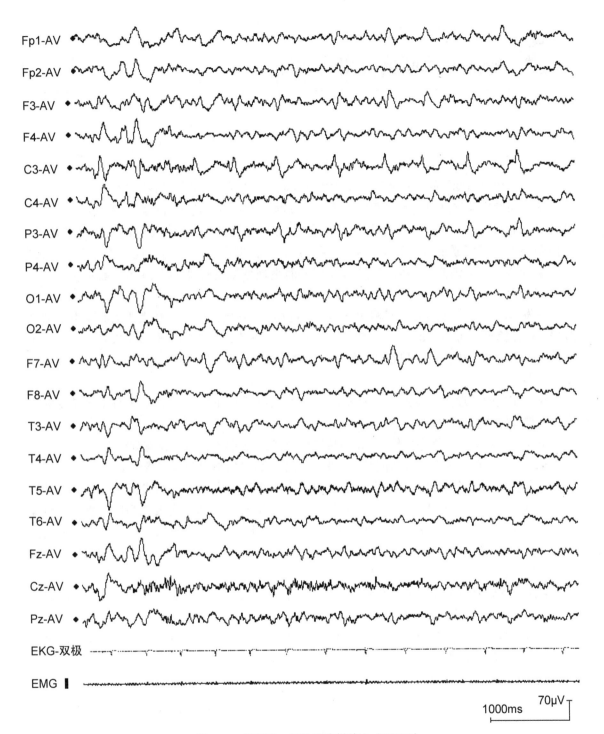

图 3-18 周期性—侧性癫痫样放电（PLED）

男性，76岁，左侧大面积脑梗死，睡眠期记录，左侧半球可见频发的尖波，间隔1～1.5秒周期性发放，以Fp1、F3、C3、P3、F7为著

3 癫痫发作期脑电图的共性

不同类型癫痫发作的发作期脑电模式各不相同，但也存在共性，概述如下：

★癫痫发作期脑电图绝大多数表现为：逐渐演变的节律。这句话有两个重点：一是强调"节律"的出现，一个异常节律俘获控制了脑电，除了正常生理性或良性变异型节律外，任何明显区别于背景的阵发性节律都高度怀疑是发作期图形；二是"逐渐演变"，多表现为频率渐慢、波幅渐高，称为"募增现象"，而生理性或良性变异型节律一般不演变，借此可资鉴别。

★发作间期向发作期的转变称为发作的"起始"：在此阶段，多数表现为脑电背景活动减弱、电压降低，可为广泛性、一侧性、局部性；有些表现为发作间期放电突然消失，出现一种完全不同的节律；还有些表现为发作间期放电增多，呈现节律性、周期性，再转变为发作期图形。

★发作期的波形多种多样，可为棘波、尖波、各种频率的正弦样波、各种形态畸变的波形，大都有持续重复发放的特点。

★同一患者的同一类型发作，每次的起始、演变、波形均相似，具有刻板性。

★发作结束后，可有一段时间脑电抑制、低平，也可能迅速恢复背景活动。

★某些全面性痫性发作的发作期脑电图与发作间期癫痫样放电形式相同，但持续时间更长，例如儿童典型失神发作，不论是发作期，还是发作间期，均表现为广泛性3Hz棘慢复合波，短于4秒者很难观察到失神症状，视为发作间期放电，持续时间较长者则出现失神（图3-19）；而部分痫性发作的发作期脑电图与发作间期癫痫样放电的形式有很大的不同（图3-20～图3-22）。

★同步视频可监测发作期惊厥症状；对于非惊厥性发作，应注意观察反应迟钝、认知下降、协调运动不良、情绪行为异常等症状。

★脑电图出现发作期图形，但未发现癫痫发作的症状，称为电发作或临床下发作，此时如果仔细进行神经心理学测试，常可发现细微的异常。

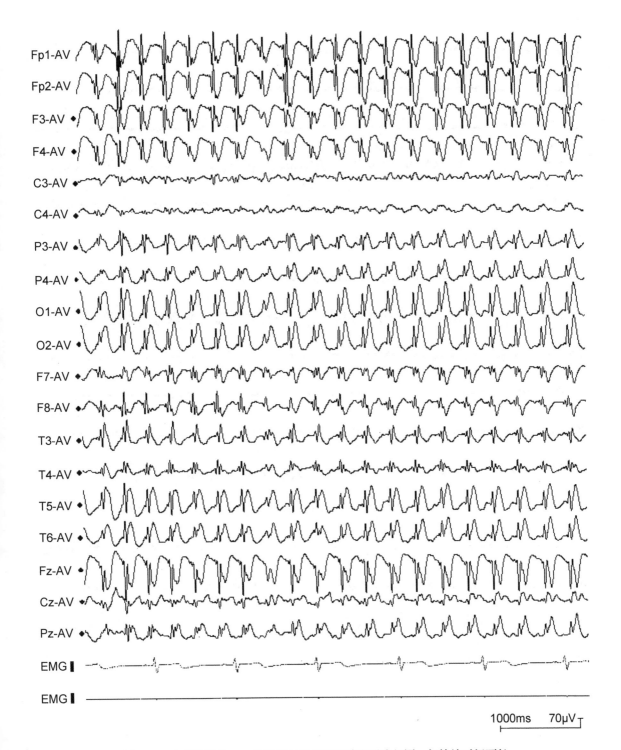

图3-19 全面性发作——发作期与发作间期放电形式相同、但持续时间更长

男性，28岁，发作性短暂意识模糊10余年，诊断为青少年失神癫痫，睡眠期记录，可见广泛性3.5Hz棘慢复合波长程发放，为发作期脑电图，在发作间期可见短程发放的类似图形

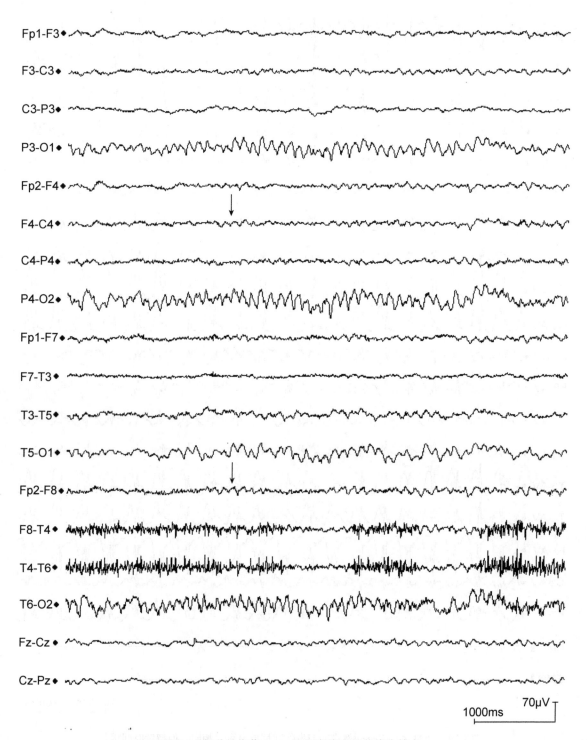

图 3-20 部分性发作 1——以逐渐演变的节律为特点

男性，26岁，自身免疫性脑炎、重症肌无力、富亮氨酸胶质瘤失活 1 蛋白（LGI1）抗体阳性，记录过程中频繁癫痫发作，清醒期记录，可见后头部 8～9Hz 的优势节律，说明患者处于清醒闭目状态，右侧前头部（F4-C4、Fp2-F8）首先出现 7.5～9.5Hz 的低波幅节律，如"↓"所示，数秒后延及整个右侧头部及左侧前头部，频率减慢至 6～7Hz

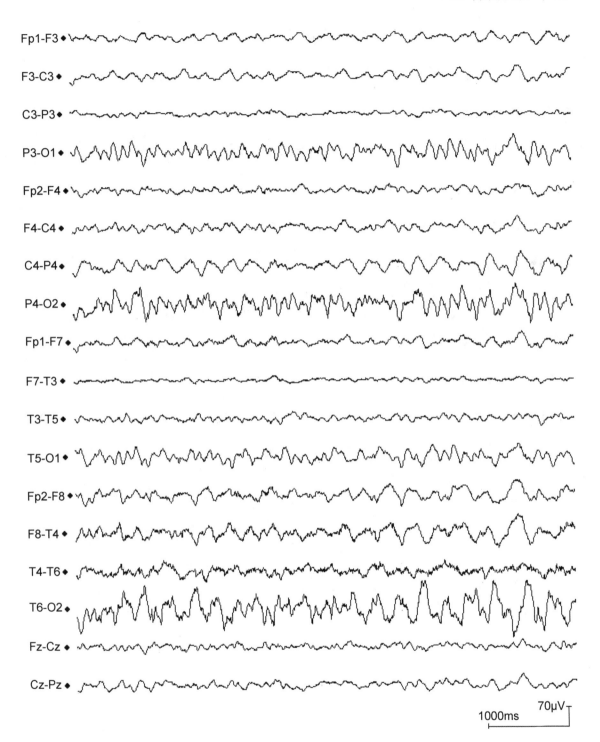

图 3-21 部分性发作 2——以逐渐演变的节律为特点

同一位患者的同次发作，频率继续减慢至 3～4Hz，募增为中至高波幅，仍以右侧半球为著，累及左侧

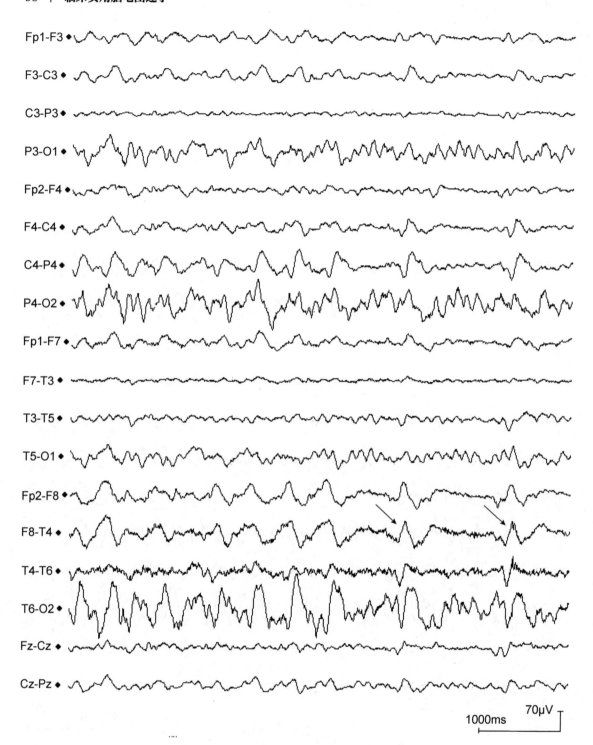

图3-22 部分性发作3——以逐渐演变的节律为特点

同一位患者的同次发作,继续募增为2～3Hz高幅慢波,随后出现尖慢复合波,如"↘"所指,仍以右侧半球为著,累及左侧

脑电图与临床

脑神经元异常放电是癫痫发病的电生理基础。

痫性发作（seizure）分类的依据是：发作时的临床表现和脑电图特征。

癫痫（epilepsy）综合征分类的依据是：病因、发病机制、年龄、临床表现、疾病演变过程、治疗效果等。

必须明白：令人眼花缭乱的诸多分类标准中，有些是痫性发作的分类，而另外一些则是癫痫的分类。

癫痫的完整诊断包括病因、痫性发作和癫痫综合征。

癫痫以外的很多其他脑病可出现脑电图异常，但一般并无诊断特异性。仅在少数情况下，脑电图变化与特定疾病存在较密切的关系，有助于疾病诊断。

本章还简介癫痫的药物治疗和外科手术。

1 痫性发作的脑电机制

脑神经元异常放电是癫痫发病的电生理基础。脑神经元在正常情况下，可产生自发的节律性电活动，但频率较低。由于离子通道结构异常、神经递质和调质异常等复杂的原因，致痫灶神经元在动作电位之后，出现阵发性去极化漂移（paroxysmal depolarization shift，PDS）。通俗地解释一下"PDS"：正常细胞在"去极"之后本应"复极"，而PDS为持续的去极化状态，因而产生高幅、高频的棘波放电。高度同步化的异常放电在脑内以不同的方式传播，可导致不同类型的痫性发作，见表4-1。

表4-1　痫性放电的脑内传播方式及其导致的痫性发作

传播方式	痫性发作
局限于大脑皮质的某一区域	部分性发作
在局部反馈回路长时间传导	部分性发作持续状态
向其他脑区传播	其他脑区症状，如杰克逊癫痫发作
波及同侧半球，扩散到对侧半球	继发全面性发作
丘脑-皮质环路的异常节律性振荡，异常放电起始于丘脑和上脑干，并仅扩及脑干网状结构上行激活系统	失神发作
广泛投射至双侧大脑皮质，经由脑干下传	全面性强直阵挛发作

2 痫性发作与脑电图

　　不论是痫性发作，还是癫痫，由于其复杂性，均存在众多的分类方法，却没有一种是完美的。早年的一些分类方法反而被更加普遍地接受。

　　痫性发作分类的依据是：发作时的临床表现和脑电图特征。

　　表4-2列出国际抗癫痫联盟1981年的痫性发作分类标准，表4-3进一步解释该标准，表4-4阐释关于痫性发作的其他要点和重要概念，表4-5总结了常见痫性发作的发作期脑电-临床特征。常见的癫痫发作间期放电模式及发作期脑电图模式见图4-1～图4-10。

表4-2　痫性发作的分类（国际抗癫痫联盟，1981年）

1. 部分性发作

　1.1 单纯部分性发作

　　　运动性发作：局部运动无扩散、杰克逊扩散、偏转性、姿势性、发声性

　　　感觉性发作：特殊感觉（视觉、听觉、嗅觉、味觉）、躯体感觉、前庭感觉（眩晕）

　　　自主神经性发作：上腹部感觉、苍白、出汗、潮红、竖毛、瞳孔扩大等

　　　精神症状性发作：言语障碍；记忆障碍（如陌生感）；认知障碍（如梦样状态、时间感觉扭曲）；情感变化（恐惧、愤怒）、错觉（如视物变形）；结构性幻觉（如音乐幻觉、全景式幻觉）

　1.2 复杂部分性发作

　　　单纯部分性发作后，继之出现意识障碍或自动症

　　　开始即有意识障碍，可伴自动症

　1.3 部分性发作继发全面性发作

　　　单纯部分性发作继发全面性发作

　　　复杂部分性发作继发全面性发作

　　　单纯部分性发作继发复杂部分性发作，再继发全面性发作

2. 全面性发作

　2.1 失神发作

　　　典型失神发作：单纯，或合并轻微阵挛、失张力、强直、自动症、自主神经等成分

　　　不典型失神发作：有更明显的肌张力改变，开始和（或）结束不突然

　2.2 强直性发作

　2.3 阵挛性发作

　2.4 强直阵挛性发作

　2.5 肌阵挛发作

　2.6 失张力发作（站立不能）

3. 不能分类的发作

表4-3　对于1981年痫性发作分类的要点解释

1. "部分"与"全面"：起源于一侧大脑半球局部者为部分性发作，而起源于双侧脑部者为全面性发作。判断依据包括两个方面：发作最初的症状、脑电图。例如，发作起始时，偏身抽搐、双眼向一侧凝视等局灶性神经症状，提示为部分性发作；若为四肢对称抽搐、双目上视，则可能为全面性发作。再例如，脑电监测显示，由局部脑区开始脑电低平、暴发异常节律者为部分性发作；而暴发广泛性放电则提示全面性发作

2. "单纯"与"复杂"：在部分性发作中，无意识障碍者为"单纯"，有意识障碍者为"复杂"。有些国际分类标准中，更强调定位线索，不再强调意识障碍与否，不区分单纯与复杂。原因之一是意识障碍有时比较轻微，难以将其简单划分为"是"与"否"两类。例如，发作时的神经心理学检查，发现患者能做简单的计算，却不能完成稍复杂的计算

3. 不能分类的发作：主要有两种原因，一是发作兼具全面性和部分性的特点；二是缺乏确诊所需的临床和脑电图资料

4. 强直、阵挛、肌阵挛、痉挛：强直指骨骼肌持续性收缩；阵挛指交替性收缩与松弛，一张一弛地交替；肌阵挛为快速、短暂、触电样肌肉收缩，可遍及全身，也可限于某个肌群或某个肢体；痉挛为短暂的肌肉异常收缩，多数累及轴性肌群（躯干及四肢近端）。肌电监测可显示肌肉抽搐持续的时间，强直（3～10秒以上），痉挛（1～2秒），肌阵挛（0.1～0.3秒），但是这3种类型的抽搐时间可能相互重叠，尚需根据其他的脑电-临床特征予以确定

5. 杰克逊癫痫发作：属于单纯部分性发作中的运动性发作，异常痫性放电沿大脑皮质中央前回（皮质运动区）逐渐扩散，临床表现为抽搐自手指-腕部-前臂-肘-肩-口角-面部逐渐发展

6. 自动症：痫性发作过程中或发作后意识模糊状态下，出现的具有一定协调性和适应性的无意识活动。机制可能是高级控制功能解除，原始自动行为释放。自动症最常见于复杂部分性发作，但并非复杂部分性发作所特有。自动症的动作行为多种多样，多为各种机械、重复的动作，最常见的是口消化道自动症，表现为反复咂嘴、噘嘴、咀嚼、舔舌、吞咽等。曾遇到一位患者，发病症状是晨起反复地开关卧室的门。自动症的动作有时比较暴力，如叫喊、奔跑等。曾遇到另一位癫痫患者，一瘸一拐地前来就诊，诉因癫痫发作时有暴力行为，被警察枪击腿部致伤

表4-4　理解痫性发作的其他要点

1. 托德瘫痪：严重部分性运动性发作的患者，发作后可留下短暂性肢体瘫痪，一般持续0.5～36小时恢复。某些患者主诉发作时四肢抽搐，无法判断其发作属于原发全面性，抑或部分继发全面，但发作后的一过性偏瘫可佐证其属于部分性发作

2. 先兆：痫性发作出现意识丧失前的部分，患者对此通常可以回忆，以上腹部感觉异常最常见，也可见情感（恐惧）、认知（似曾相识）、感觉性（嗅幻觉）等。先兆的特征常可提示发作的起源。"先兆"由"aura"一词翻译而来，有所曲解。aura的原意是"氛围"，可引申为癫痫、偏头痛等疾病发作前的特殊氛围或体验感。将"aura continua"翻译为"持续性先兆"就显得更加别扭：既然是持续性的，那么很难再称之为"先兆"

3. 全面性发作的脑电模式：某些全面性发作具有特征性的发作期图形，具有明确的对应关系，例如典型失神发作与广泛性3Hz棘慢复合波。但发作类型与发作期图形并非一一对应：同一种痫性发作，可能有不同的放电形式；同一种发作期图形，可能见于不同的痫性发作类型。例如失张力发作既可以是广泛性电压降低，也可能是阵发棘慢复合波

4. 部分性发作的脑电模式：同一部位起源的发作、同一类型的发作，可能具有不同的脑电模式；同一种发作期脑电模式，可见于不同部位、不同类型的痫性发作

5. 癫痫性痉挛：一种特殊的痫性发作类型，1981年国际抗癫痫联盟的痫性发作分类中，并没有将其列为独立的发作类型。目前对其所属的分类尚无一致的看法，多属于全面性发作，但也可能属于部分继发全面性发作

6. 失神发作和复杂部分性发作：这两种发作临床表现相似，均为意识模糊、呆视。儿童需要进一步鉴别，而成人无失神发作，几乎均为复杂部分性发作

7. 肌阵挛不一定为癫痫性：除了癫痫性肌阵挛之外，还存在由锥体外系或脊髓疾病所致的病理性肌阵挛，或惊跳反应、睡眠肌阵挛等生理性肌阵挛

8. 原发性与继发性全面性强直阵挛发作：在分类标准中，分别属于"全面"和"部分"的不同大类。此处的"继发"指全面性强直阵挛发作继发于部分性发作，并非指因为继发性癫痫（症状性癫痫）。原发性全面性强直阵挛发作的强直期和阵挛期抽搐时间合计约1分钟，而继发性全面性强直阵挛发作的抽搐时间可短至数秒，或长达数分钟甚至更长

9. 发作间期与发作期的放电模式是否相同：相同者仅见于某些全面性发作，如失神发作，间期为持续时间较短的广泛性3Hz棘慢复合波，发作期为持续时间较长的3Hz棘慢复合波；部分性发作一般都有很大差别，例如，间期为局部尖慢复合波，而发作期为突发局部脑电低平，并继以异常的、逐渐演变的节律

表 4-5　常见痫性发作的发作期脑电 - 临床特征

发作类型	脑电	临床
部分性发作	发作间期放电突然消失，代之以另一种完全不同的节律（可为任何频率），有频率、波幅、范围的演变，多数为频率渐慢、波幅渐高、范围渐大；或为突发的广泛性、一侧性或脑区性的电抑制	单纯部分性发作可有运动、感觉、自主神经、精神等方面的症状，无意识障碍 复杂部分性发作表现为意识模糊、呆视、动作停止，可有上腹部感觉异常、情感、认知、嗅幻觉等先兆，也可伴有肢体抽搐或自动症
典型失神发作	广泛性3Hz棘慢复合波暴发	突然的意识障碍、呆视、动作停止，一般不跌倒
强直性发作	广泛性10～25Hz棘波节律（或称"快活动"）	肌肉持续（3～10秒以上）而强力地收缩，使躯干或肢体维持固定于某种姿势
强直阵挛发作	强直期：突发广泛低电压，持续1～3秒，继以10～20Hz低幅快节律，波幅逐渐增高，频率逐渐减慢 阵挛期：棘波或多棘波（对应肌肉收缩相）与慢波（对应肌肉松弛相）交替，周期性交替的电活动逐渐减慢 发作后抑制：短暂低电压，随后为不规则慢波，再后为睡眠期图形	强直期：全身骨骼肌持续收缩，尖叫、双眼上翻、牙关紧闭、呼吸停止、躯干及四肢强直收缩 阵挛期：一张一弛地交替性抽动，频率渐慢，松弛时间渐长 发作后抑制期：全身肌肉松弛、尿失禁、意识逐渐恢复，部分患者有意识模糊状态
肌阵挛发作	多棘慢复合波暴发	一组肌群或全身肌肉快速（0.1～0.3秒）地不自主收缩
失张力发作	广泛性电压降低；也可能广泛性棘慢复合波暴发	跌倒发作：全身肌张力突然降低，头下垂、弯腰、屈膝、臀部着地
痉挛发作	高度失律的背景活动突然消失→短暂（0.2～0.5秒）的广泛性快节律→广泛性高波幅多位相慢波→广泛性低电压	短暂（1～2秒）的肌肉异常收缩，多累及轴性肌群（躯干及四肢近端），"折刀样"、"鞠躬样"、"抱球样"，常成串出现

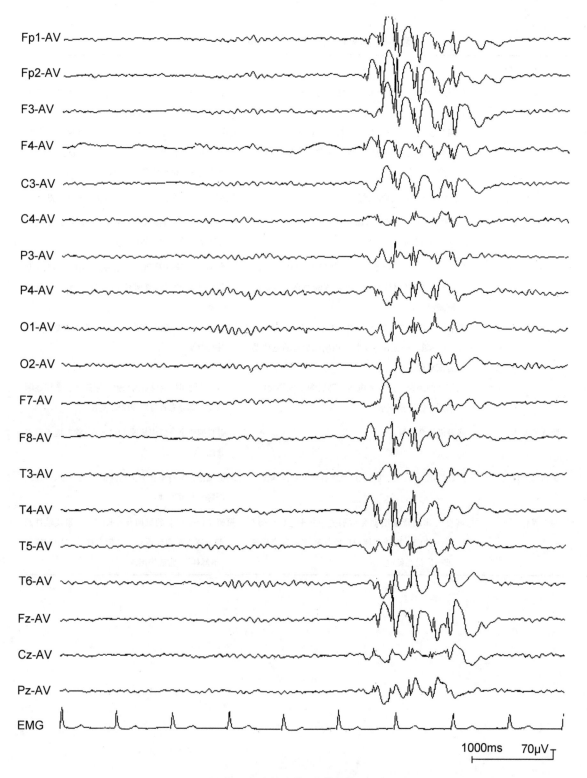

图 4-1　失神发作 - 发作间期

女性，13岁，发作性意识丧失、四肢抽搐3次，追问病史，家长诉其长期频发短暂的失神、呆视，清醒期记录，脑电图可见短程
发放广泛性4～5Hz的棘慢复合波、多棘慢复合波，此时未观察到临床症状

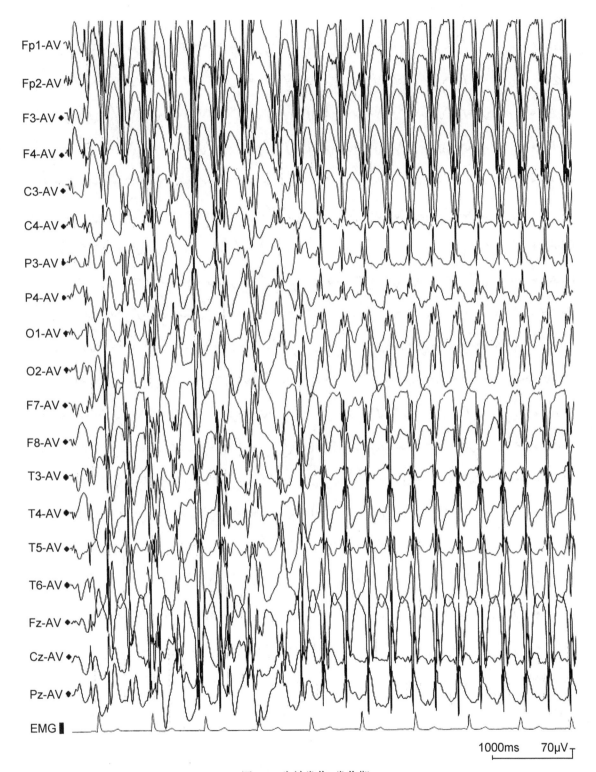

图4-2　失神发作-发作期

同一位患者，清醒期记录，长程发放广泛性棘慢复合波、多棘慢复合波，持续超过15秒，开始时频率稍快，为4～5Hz，之后演变
为3.0～3.5Hz，此时出现失神、呆视

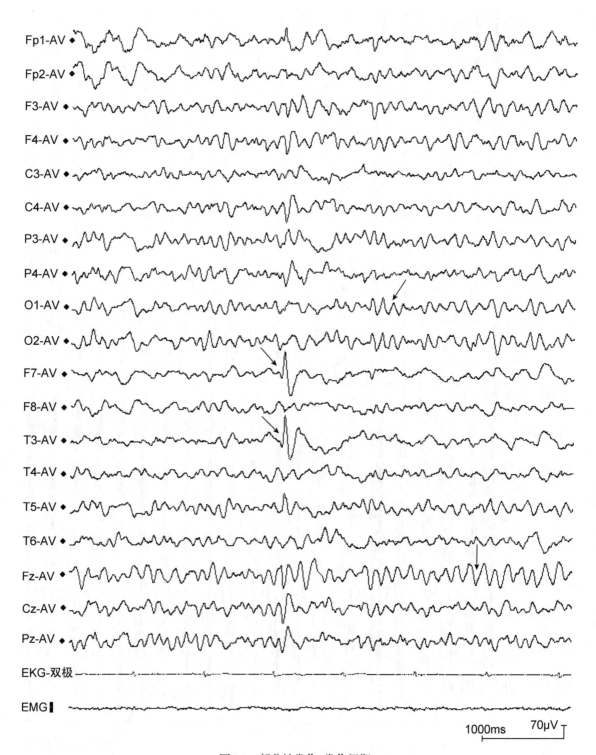

图4-3　部分性发作-发作间期

女性，60岁，发作性意识障碍，清醒期记录，"↗"所示为7.5～10Hz的后头部α节律，"↓"所示为6Hz的额中线θ节律，"↘"所示T3、F7单个高大的尖慢复合波，此外，还可见T3、F7为著的局部性慢波

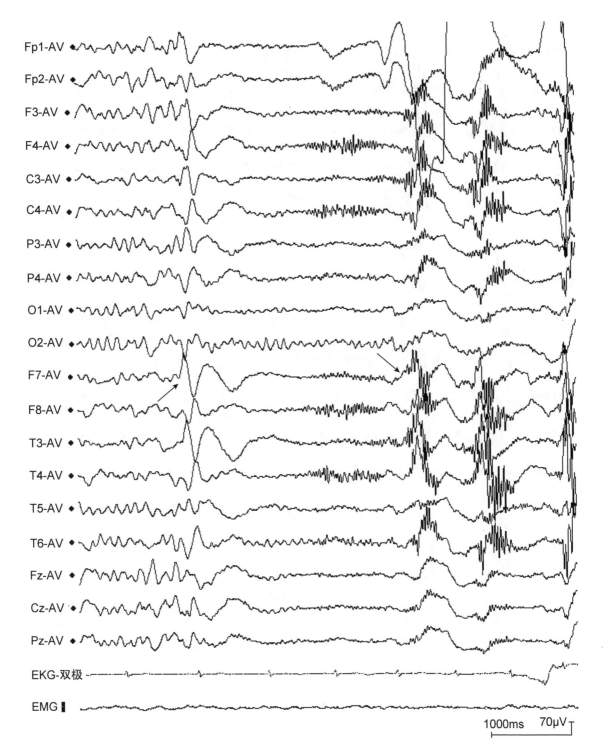

图4-4　部分性发作-发作期1

同一位患者，清醒期记录，闭目休息状态，如"↗"所示，T3、F7在单个高大的尖慢复合波之后，出现脑电低平，再2秒后见连续的咀嚼伪差，如"↘"所示，此时同步视频见患者呆视、口部动作，伴有含糊不清的发音

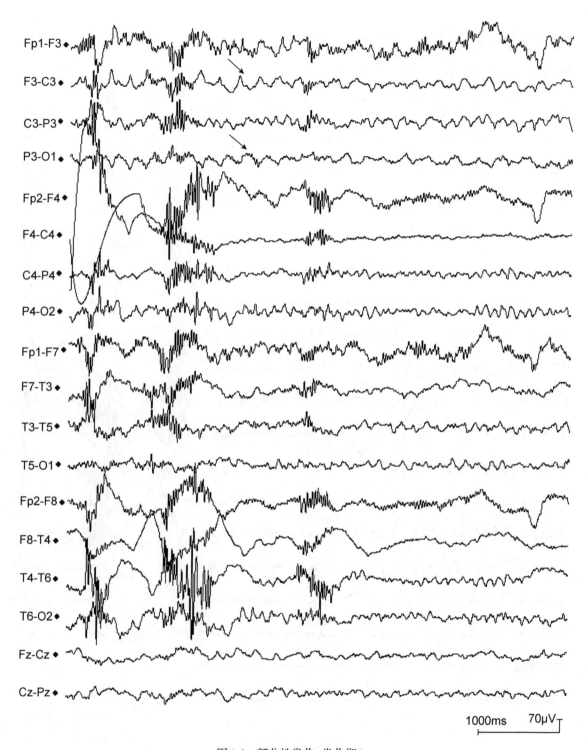

图4-5 部分性发作-发作期2

继续记录同一位患者的同次发作，如"↘"所示，左侧半球出现4~5Hz的θ节律，以F3-C3、P3-O1为著，口周动作停止，反应呆滞，呼之不应

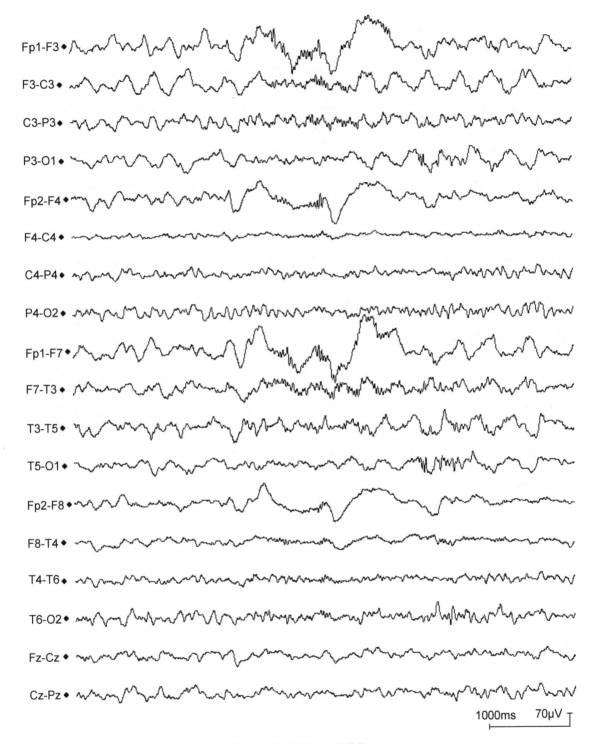

图4-6　部分性发作-发作期3

继续记录同一位患者的同次发作，发作期放电会演变为2～3Hz的高波幅δ节律，累及整个左侧半球

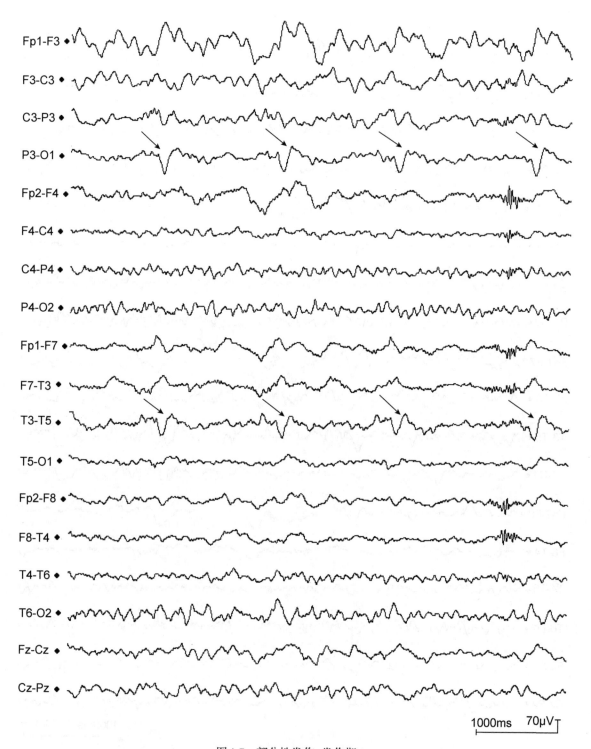

图4-7　部分性发作-发作期4

继续记录同一位患者的同次发作，如"↘"所示，P3-O1、T3-T5为著，周期性出现不典型尖慢复合波（或可称之为三相波），仍
存在多数慢波活动，以左侧半球为主

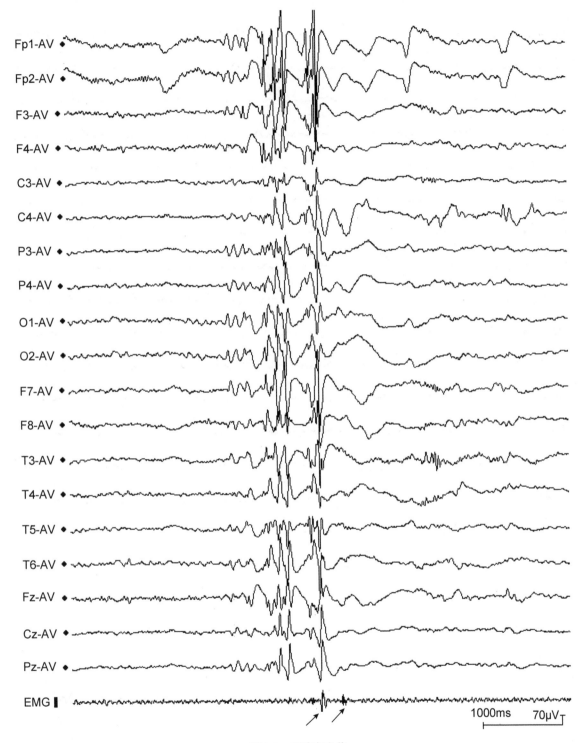

图 4-8　肌阵挛发作

男性，32岁，发作性全身抖动，清醒期记录，脑电图可见短程暴发广泛性多棘慢复合波、多尖慢复合波，其中棘波、尖波的时限为1/23～1/11秒，如"↗"所示，右侧三角肌可记录到短簇肌电暴发

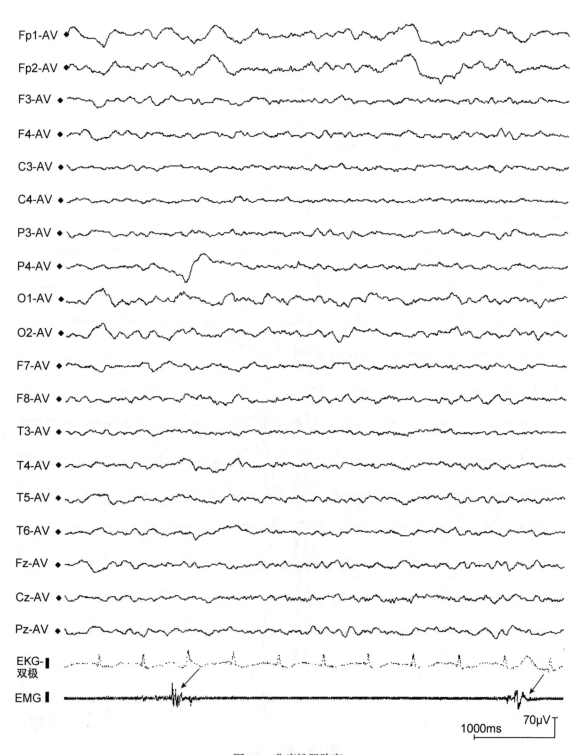

图 4-9 非痫性肌阵挛

男性，49岁，脑炎后发作性全身抖动，睡眠期记录，如"✓"所示，右侧三角肌可记录到短簇肌电，同步视频监测证实为肢体抖动，同步脑电监测为正常睡眠图形，考虑为非痫性肌阵挛

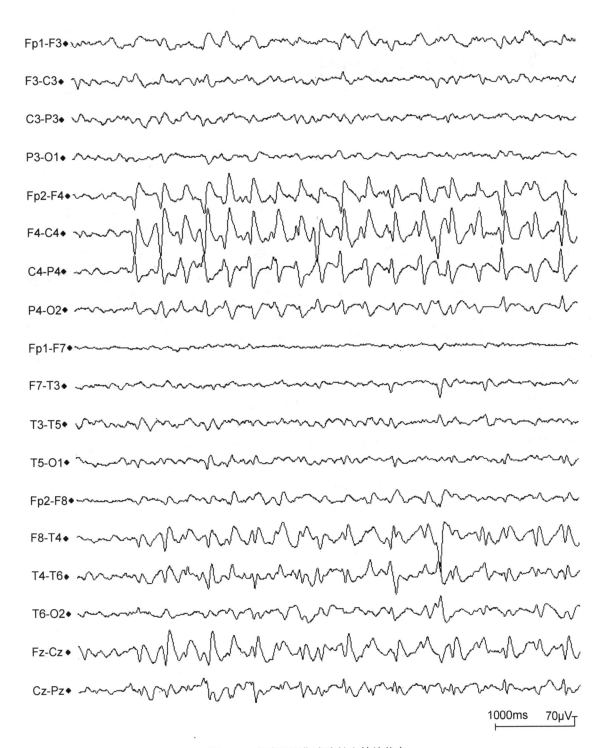

图 4-10　儿童睡眠期癫痫性电持续状态

男性，14岁，发作性夜间睡眠中四肢抽搐，诊断为伴中央-颞区棘波的儿童良性癫痫（BECT），睡眠期记录，可见右侧半球
2.5～3.5Hz的尖慢复合波长程发放，以C4、P4、F4为著

3 癫痫综合征与脑电图

痫性发作（seizure）指每次发作或每种发作的过程，一个患者可有一种或多种形式的痫性发作（成人一般只有一种），有时"seizure"一词会被译为"癫痫发作"。癫痫（epilepsy）则为慢性综合征，由多种原因导致脑神经元高度同步化异常放电所致，具有发作性、短暂性、重复性、刻板性的特点。既往的定义曾要求癫痫的诊断应至少具有2次痫性发作。根据国际抗癫痫联盟2005年的定义，要求至少有1次痫性发作，并具有大脑的持久改变能增加未来发作的可能性（可通俗地理解为存在持久的脑病，而不是一过性、可去除的脑病，导致未来还会出现痫性发作）。同一类综合征在起病年龄、发作表现、脑电特征、治疗反应、自然病程、预后等方面具有相似性，癫痫综合征的诊断有助于临床决策和医学研究。

根据病因，癫痫可分为三大类：特发性、症状性、隐源性。

特发性癫痫的病因不明，脑内未发现可以导致痫性发作的结构性或功能性异常，可能与遗传因素密切相关，常在某特定的年龄段起病，具有特征性的临床和脑电图表现。中年以后才发病者，属于特发性癫痫的可能性很小。症状性癫痫指由各种明确的脑部结构损伤或功能异常所致。隐源性癫痫是指临床特征提示为症状性癫痫，但现有的检查手段未能发现病因。隐源性癫痫是常见的临床情形，占全部癫痫的60%～70%。

表4-6为国际抗癫痫联盟的1989年癫痫综合征分类，共分为四大类：与部位相关的癫痫和癫痫综合征、全面性癫痫和癫痫综合征、不能确定为部分性或全面性的癫痫和癫痫综合征、特殊综合征。这种分类的主要出发点与前述国际抗癫痫联盟1981年痫性发作分类相似。

表4-6　癫痫和癫痫综合征的分类（国际抗癫痫联盟，1989年）

1. 与部位相关的（局灶性、局限性和部分性）癫痫和癫痫综合征	2.2隐源性和（或）症状性癫痫
1.1特发性癫痫（与年龄有关）	婴儿痉挛症（West综合征）
伴中央-颞区棘波的良性儿童癫痫	伦诺克斯-加斯托综合征（Lennox-Gastaut综合征）
伴枕叶阵发性放电的良性儿童癫痫	肌阵挛–站立不能性癫痫
原发阅读性癫痫	肌阵挛失神发作性癫痫
1.2症状性癫痫	2.3症状性或继发性癫痫和癫痫综合征
颞叶癫痫	（1）非特异性病因
额叶癫痫	早发性肌阵挛脑病
顶叶癫痫	伴暴发抑制的早发性婴儿癫痫性脑病[大田原（Ohtahara）综合征]
枕叶癫痫	其他症状性全面性癫痫特殊综合征
儿童慢性进行性部分性癫痫状态	（2）特异性病因
1.3隐源性癫痫	3. 不能确定为部分性或全面性的癫痫和癫痫综合征
推测癫痫是症状性的，但病因尚未找到	3.1兼有全面性和部分性癫痫发作
2. 全面性癫痫和癫痫综合征	新生儿发作
2.1特发性癫痫（与年龄有关）	婴儿严重肌阵挛癫痫
良性家族性新生儿惊厥	癫痫伴慢波睡眠期持续棘慢复合波
良性新生儿惊厥	兰道-克勒夫纳（Landau-Kleffner）综合征（获得性癫痫性失语）
良性婴儿肌阵挛癫痫	其他不能确定的癫痫
儿童失神癫痫	3.2未能确定为全面性或部分性癫痫
青少年失神癫痫	包括所有临床及脑电图不能归入全身或局限型明确诊断的全面性强直阵挛发作的病例，如许多睡眠大发作的病例不能明确为全身或局灶类型
青少年肌阵挛癫痫	4.特殊综合征
觉醒时全面性强直阵挛发作性癫痫	4.1热性惊厥
其他全面性特发性癫痫	4.2孤立发作或孤立性癫痫持续状态
癫痫伴特殊活动方式诱发的发作	4.3仅出现于急性代谢或中毒情况的发作

　　表4-7为Engel的2001年癫痫综合征分类，其中1～4的分类依据是病因（特发性、家族性、症状性）、发病机制（局部性、全面性）以及年龄，5～8为其他特殊情形。

表4-7　癫痫和癫痫综合征的分类（Engel，2001年）

1.特发性婴儿和儿童局灶性癫痫	5.癫痫性脑病
1.1良性婴儿惊厥（非家族型）	5.1早发性肌阵挛脑病
1.2伴中央-颞区棘波的儿童良性癫痫	5.2大田原（Ohtahara）综合征
1.3良性早发性儿童枕叶癫痫（Panayiotopoulos型）	5.3婴儿痉挛症（West综合征）
1.4晚发性儿童枕叶癫痫（Gastaut型）	5.4婴儿严重肌阵挛癫痫（Dravet综合征）
2.家族性（常染色体显性遗传）局部性癫痫	5.5非进行性脑病的肌阵挛持续状态
2.1良性家族性新生儿惊厥	5.6伦诺克斯-加斯托（Lennox-Gastaut）综合征
2.2良性家族性婴儿惊厥	5.7兰道-克勒夫纳（Landau-Kleffner）综合征
2.3常染色体显性遗传夜发性额叶癫痫	5.8癫痫伴慢波睡眠期持续棘慢复合波
2.4家族性颞叶癫痫	6.进行性肌阵挛癫痫
2.5不同部位的家族性局部性癫痫	腊样脂褐质沉积症
3.症状性（或可能为症状性）局灶性癫痫	神经氨酸沉积症
3.1边缘叶癫痫	拉福拉（Lafora）病
伴海马硬化的内侧颞叶癫痫	波罗的海型肌阵挛癫痫（Univerricht-Lundborg病）
已确定特异性病因的内侧颞叶癫痫	神经轴性营养不良
由部位和病因定义的其他类型	肌阵挛癫痫伴破碎肌红纤维（MERRF）
3.2新皮质癫痫	齿状核-红核-苍白球-路易体萎缩
拉斯马森（Rasmussen）综合征	7.反射性癫痫
半侧惊厥-半侧瘫综合征	7.1特发性光敏性枕叶癫痫
由部位和病因定义的其他类型	7.2其他视觉敏感性癫痫
婴儿早期游走性部分性发作	7.3原发性阅读性癫痫
4.特发性全面性癫痫	7.4惊吓性癫痫
4.1良性婴儿肌阵挛性癫痫	8.可不诊断为癫痫的痫性发作
4.2肌阵挛-猝倒发作癫痫	8.1良性新生儿惊厥
4.3儿童失神癫痫	8.2热性惊厥
4.4肌阵挛失神癫痫	8.3反射性发作
4.5不同表型的特发性全面性癫痫	8.4酒精戒断性发作
青少年失神癫痫	8.5药物或其他化学品引起的发作
青少年肌阵挛癫痫	8.6外伤后即刻或早期的发作
仅全面性强直阵挛发作的癫痫	8.7单次发作或孤立的成簇发作
4.6伴热性惊厥附加症的全面性癫痫	8.8很少重复的发作

表4-8总结了代表性癫痫综合征的脑电-临床特征。

表4-8　代表性癫痫综合征的脑电-临床特征

部分性－特发性

伴中央-颞区棘波的儿童良性癫痫	常见，占儿童癫痫的15%～24%
	3～13岁发病，男孩多见
	发作稀疏
	源自中央感觉运动区（Rolandic区），特别是C3-T3和C4-T4，此处邻近中央前、后回中支配面部的区域
	常见一侧面部或口角短暂的运动性发作
	脑电背景活动正常
	中央-颞区大量高幅棘慢复合波，常由睡眠激活，可扩散或游走
	多数患者青春期自愈

续表

部分性 – 症状性	
颞叶内侧癫痫	成人最常见的部分性癫痫
	颞叶内侧属于古皮层或旧皮层，不同于颞叶外侧（新皮层）
	约70%的难治性颞叶癫痫合并海马硬化（海马位于颞叶内侧）
	单纯部分性发作、复杂部分性发作、继发全面性发作
	多有上腹不适、恐惧、体验性感觉等先兆
	发作间期脑电图检查阳性率高，可见单侧或双侧颞叶癫痫样放电或间断慢波活动
额叶癫痫	成人部分性癫痫中，发生率仅次于颞叶癫痫
	由于额叶的表面积大，且解剖和功能复杂，所以发作的表现多样，如姿势性强直、过度运动性自动症、额叶失神、发声等
	频繁、成簇发作、运动症状突出，起止突然（颞叶癫痫的起止较缓慢），常有睡眠发作（连发、突发、夜发的特点）
	发作间期脑电图检查阳性率低
全面性 – 特发性	
儿童失神癫痫	4～10岁发病，女孩多见，有明显的遗传倾向
	神经发育正常、预后良好
	频繁的失神发作，意识障碍严重
	易被过度换气试验所诱发
	特征性的广泛性3Hz棘慢复合波
	如果伴有眼睑、口周、肢体肌阵挛或发作时意识障碍程度轻，甚至无意识障碍，常提示属于其他预后较差的综合征，如肌阵挛失神癫痫、眼睑肌阵挛癫痫等
青少年失神癫痫	7～16岁发病，高峰年龄10～12岁
	与儿童失神癫痫相比，发作频率少，意识障碍程度轻，每次发作持续时间长
	脑电图见广泛性3Hz棘慢复合波，频率可快至5Hz，常有多棘慢复合波，清醒期常有片段性3.5～5Hz快棘慢复合波发放，睡眠期脑电特征与儿童失神癫痫相似
	预后良好
青少年肌阵挛癫痫	3～20岁发病
	常有光敏性，易被闪光刺激试验诱发
	肌阵挛发作的症状较轻微，容易被忽视，直至出现强直阵挛发作才就诊
	广泛性3.5～5Hz多棘慢复合波暴发
	抗癫痫药物疗效良好，但停药后常有复发
仅全面性强直阵挛发作的癫痫	9～15岁发病
	如果合并失神发作或肌阵挛发作，应诊为青少年失神癫痫或青少年肌阵挛癫痫
	常发于晨醒
	广泛性3～5Hz棘慢复合波或多棘慢复合波
全面性 – 隐源性或症状性	
婴儿痉挛症（West综合征）	0～1岁发病，男孩多见
	三联征：痉挛发作、智力低下、脑电图高度节律失调
	早期使用促肾上腺皮质激素（ACTH）或肾上腺皮质激素治疗
	预后不良

全面性－隐源性或症状性	
伦诺克斯-加斯托综合征（Lennox-Gastaut综合征）	3～5岁发病 最具特征的是强直发作，如果没有强直发作，难以诊断本综合征，而且，强直发作很少见于除本综合征以外的疾病 多种发作形式：不典型失神、失张力，也可有肌阵挛、强直阵挛发作、局部性发作 常见癫痫持续状态 脑电图背景活动异常，10～20Hz广泛性棘波节律或快节律暴发（与强直发作相关），弥漫性（1.5～2.5Hz）慢棘慢复合波（与不典型失神发作相关），局灶性、多灶性、一侧性癫痫样放电或慢波性异常 常需联合使用多种抗癫痫药物治疗 预后不良
癫痫伴肌阵挛-失张力发作（Doose综合征）	7个月至6岁发病，男孩多见 起病前发育正常，起病早期为热性惊厥或无热性全面性强直阵挛发作，而后出现频繁的肌阵挛发作、失张力发作、肌阵挛-失张力、不典型失神发作 曾被称为肌阵挛-站立不能发作或肌阵挛-猝倒发作，站立不能或猝倒实质上就是失张力 肌阵挛-失张力发作是特征性发作类型：过程非常短暂，目测仅能发现跌倒，很难确定其前有无肌阵挛，肌电图可显示在失张力之前有短暂而轻微的肌阵挛抽搐电位 容易出现非惊厥性癫痫持续状态，可产生严重智力损伤 早期脑电图背景活动正常，可见中央、顶区4～7Hz阵发θ节律，早期没有癫痫样放电，随病程进展出现广泛性高幅棘慢复合波、多棘慢复合波 预后不确定
全面性－症状性	
早发性肌阵挛脑病	少见的严重癫痫性脑病，多有先天性代谢障碍等病因 出生1个月内起病 主要表现为散发的游走性肌阵挛，位置不固定，发作频繁而持续，脑电图为暴发-抑制图形 随着年龄的增长，暴发-抑制图形持续存在 预后不良
大田原（Ohtahara）综合征	又称为"早期癫痫性脑病伴暴发-抑制"或"伴暴发抑制的早发性婴儿癫痫性脑病" 出生后3个月内起病 病因多为先天性脑结构异常或严重围产期脑损伤 强直痉挛发作、局灶性发作 脑电图为间隔5～10秒的周期性暴发-抑制图形 随着年龄的增长，转化为婴儿痉挛症，脑电图转化为高度失律 预后不良
既有部分性又有全面性	
新生儿癫痫	多见于未成熟儿，临床表现常被忽略
Dravet综合征（婴儿严重肌阵挛癫痫，SME）	0～1岁发病，与遗传有关，多数与编码钠通道的基因突变有关 起病前发育正常，发病后智力、运动能力倒退 起病时多为热性惊厥，后逐渐出现无热惊厥，可有热敏性发作、光敏性发作、肌阵挛发作等多种发作形式 早期脑电图正常，随病情进展背景逐渐恶化，额、中央、顶区4～5Hz阵发θ节律 早期的脑电-临床不平行现象：1～2岁发作频繁且难以控制，但脑电图癫痫样放电的出现率低

续表

既有部分性又有全面性	
兰道-克勒夫纳（Landau-Kleffner）综合征（获得性癫痫性失语）	儿童期起病
	起病前多发育正常，获得性失语，精神行为异常，70%有癫痫发作
	广泛性或局限性棘慢复合波，在非快速眼动睡眠期频繁发放
	至青春期癫痫发作消失，脑电图逐渐恢复正常，但常遗留认知障碍和神经心理学损伤，可导致终生语言障碍
癫痫伴慢波睡眠期持续棘慢复合波	突出特征是睡眠中的电持续状态和高级皮质功能受损
	大量的棘慢复合波占非快速眼动睡眠期的85%以上
	儿童期起病，痫性发作一般呈良性演变过程，在青春期后消失，但神经心理学方面预后差，有认知障碍、智力行为异常
特殊综合征	
热性惊厥	简单性热性惊厥：痫性发作时体温超过38℃，为全面性强直阵挛、阵挛或强直发作，发作后无异常神经体征，1次热程仅有1次发作，热退1周后脑电图正常，发作不频繁，预后良好
	如有部分性发作、惊厥时间超过10分钟、1次热程发作1次以上，则为复杂性热性惊厥
	热性惊厥如果伴无热惊厥，或6岁后仍有热性惊厥，则为热性惊厥附加症
	全部癫痫儿童中约15%有热性惊厥病史
	Dravet综合征曾被认为是热性惊厥附加症中最严重的一个表型，现认为其不属于热性惊厥附加症，已经超出该范畴

★青少年失神癫痫、青少年肌阵挛癫痫、仅全面性强直阵挛发作的癫痫具有很多共同的临床特点，都在青春期起病，发作类型相互交叉，可能属于同一疾病的不同表型。

★儿童睡眠期癫痫性电持续状态（electrical status epilepticus during sleep in childhood, ESES）指在慢波睡眠期存在持续癫痫样放电，棘慢复合波发放时间占整个非快速眼动睡眠期的50%（宽松标准）或85%（严格标准）以上。ESES可被视为一个谱系，伴中央-颞区棘波的良性儿童癫痫是其最良性的一端，癫痫伴慢波睡眠期持续棘慢复合波则是预后不良的一端，Landau-Kleffner综合征也属于这个谱系。

★Doose综合征和Dravet综合征有一个相似的特点：早期脑电图背景活动正常，可见中央、顶区（可能还有额区）阵发θ节律。对于具有这种脑电图特点的癫痫患儿，应注意这两个综合征的可能。这两个综合征的发病年龄有所不同。

★棘慢复合波的频率与皮质-丘脑振荡相关。3Hz（2.5～3.5 Hz）棘慢复合波说明脑的结构相对良好，神经发育正常、预后良好，如儿童失神癫痫、青少年失神癫痫；如果频率低于2.5 Hz，称为慢棘慢复合波，说明存在结构性脑病，常有神经发育迟滞、预后不良，例如Lennox-Gastaut综合征。

★通过临床脑电特征以及对药物治疗的反应，可以预测癫痫的预后（表4-9）。

表4-9 预测癫痫预后的因素

1.具有多种发作类型的癫痫，预后差于只有一种发作类型者
2.复杂部分性发作的预后较差，特别是伴有自动症者
3.内侧颞叶癫痫伴海马硬化常为难治性癫痫，被称为"外科综合征"，意为如未行手术切除致痫灶，无法治愈
4.特发性癫痫的预后良好，症状性癫痫、隐源性癫痫的预后较差
5.癫痫综合征的诊断可预测患者转归，预后良好者如儿童失神等，预后很差者如Dravet综合征等
6.早期对抗癫痫药物反应良好，特别是对第一种药物反应良好者预后好，反之则差

4 举例说明癫痫的诊断方法

癫痫完整的诊断包括：是否为痫性发作？痫性发作的分类？是否属于癫痫？癫痫综合征的分类？病因诊断？部分性发作可能起源于哪个脑区？

多数情况下，根据发作时的临床表现和脑电图特征，痫性发作的诊断不难确立。也有少数存在困难的情况，需要做前后比对、综合分析，才能得出结论。有些疾病与痫性发作症状十分相似，如癔症、晕厥等。曾有一位被诊断为癫痫的患者，已经连续2年服用抗癫痫药物，后来在一次长程脑电监测时发现，先出现心脏停搏，随后出现全面性强直阵挛发作，才将诊断修正为阿-斯综合征。

病因诊断指特发性癫痫、症状性癫痫、隐源性癫痫，以及症状性癫痫由何种疾病所致。

推断部分性发作的起源部位，对于通过外科手术切除难治性癫痫的致痫灶，具有至关重要的意义。

以下病例有助于理解癫痫的完整诊断方法。

病例1：鉴别症状相似的癫痫发作与综合征

男性，15岁，主诉症状为夜眠中发作四肢抽搐、口吐白沫、呼之不应1次。详询病史，得知患儿还有另一种发作形式：先自觉短暂困倦，随后意识模糊、呆视、手抖，持续十余秒钟，共发作3次，发作于进餐、自习等情况。头颅MRI正常。生长发育正常、学习成绩中等。

有以下2种可能诊断：

1. 病因诊断：特发性癫痫

   痫性发作的诊断：失神发作、原发性全面性强直阵挛发作

   癫痫综合征的诊断：青少年失神癫痫

2. 病因诊断：隐源性癫痫

   痫性发作的诊断：复杂部分性发作、继发性全面性强直阵挛发作

   癫痫综合征的诊断：局灶性癫痫

推断：存在2种痫性发作形式，比较轻微的发作未被重视，而在出现全面性强直阵挛发作后就医。夜眠中的强直阵挛发作，无法得知是否有先兆症状，难以判断其属于原发性强直阵挛发作还是继发于部分性发作。失神发作与复杂部分性发作的表现相似，均可表现为意识模糊、呆视、手中动作停止，小儿须注意鉴别。而成人几乎都是复杂部分性发作，没有失神发作。

应进一步完善脑电图检查。失神发作的脑电图阳性率很高，无论是发作期，还是发作间期，均有广泛性3Hz棘慢复合波；而复杂部分性发作，在发作间期可正常，或见局灶性癫痫样放电，发作期可见部分性痫性发作图形。

该患儿的脑电图见弥漫性2.5～5.5Hz棘慢复合波暴发（图4-11），所以，诊断考虑为青少年失神癫痫。该类癫痫的广泛性放电，常在幼时十分典型，而随着年龄的增长演变得不够典型，需要与一些泛化的局灶性放电相鉴别。

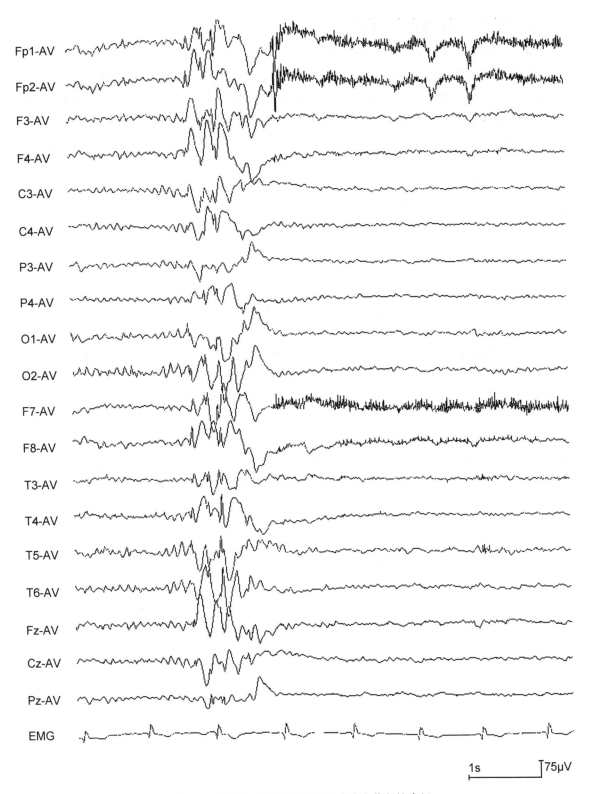

图4-11 病例1-鉴别症状相似的癫痫发作与综合征

男性，15岁，夜眠中发作四肢抽搐，另有发作性意识模糊、呆视、手抖，清醒期记录，脑电图可见弥漫性2.5～5.5Hz棘慢复合波短程暴发

病例2：与非癫痫性疾病相鉴别

男性，49岁，主诉症状为发作性喊叫1年。1年前因"养生辟谷"连续1周未进食，出现耳鸣、失眠、梦魇、多汗，家属发现其发作性高声喊叫，每次10秒至1分钟，患者将此解释为发作性的体验性感觉，自觉"灵魂出窍的感觉"，"自己本体还在、有分身出去吃饭"，"三魂七魄中走丢了两魂两魄"，当时"全身起鸡皮疙瘩"，所以主动高声喊叫，"呼唤自己的魂魄"，每日发作多次，症状重复刻板。发作间期无症状。头颅MRI见轻微的缺血性改变。

有以下2种可能诊断：

1. 病因诊断：隐源性或症状性癫痫

   痫性发作的诊断：单纯部分性发作中的精神性发作

   癫痫综合征的诊断：颞叶癫痫

2. 精神心理疾病

推断：痫性发作的症状虽然多种多样，但共同特点为重复刻板。该患者的症状具有强烈的精神色彩，需要考虑精神心理疾病的可能，但其症状呈现典型的短暂发作性，重复刻板，发作间期完全正常，所以仍高度怀疑癫痫。

经脑电图检查，发作间期可见T3、F7为著的局部癫痫样放电（图4-12），睡眠期监测到1次癫痫部分性发作，发作期异常节律主要位于左侧颞区（图4-13），部位与发作间期癫痫样放电一致。虽然监测到的发作并未出现主诉的喊叫症状，但已经足以确定癫痫的诊断。

从症状来看，体验性感觉多源自颞叶，故考虑为颞叶癫痫。从脑电图来看，发作期和发作间期均提示癫痫放电位于左颞。发作初期表现为3～4Hz的左侧颞区节律，提示发作更可能源自颞叶外侧新皮质（频率不定，可较海马痫性发作节律更快或更慢），而来自海马（颞叶内侧）的痫性发作节律常为5～9Hz。患者对监测到的发作不自知，说明实际发作次数可能多于病史中陈述的次数。

病例3：具有典型临床-脑电表现的综合征1

男性，5岁，主诉症状为睡眠中发作四肢抽搐、意识不清2次。半个月前睡眠中突然咽喉发声，随后四肢抽搐、呼之不应，查头颅MRI正常，开始服用丙戊酸钠溶液，10天前漏服药物，当晚再发相似症状一次，但程度较前次减轻。患儿生长发育及智力正常。脑电图背景正常，睡眠期见癫痫性电持续状态（ESES），T4为著的2.0～3.0Hz尖慢复合波频繁发放（图4-14）。

病因诊断：特发性癫痫

痫性发作的诊断：部分性发作继发全面性强直阵挛发作

癫痫综合征的诊断：伴中央-颞区棘波的儿童良性癫痫（BECT）

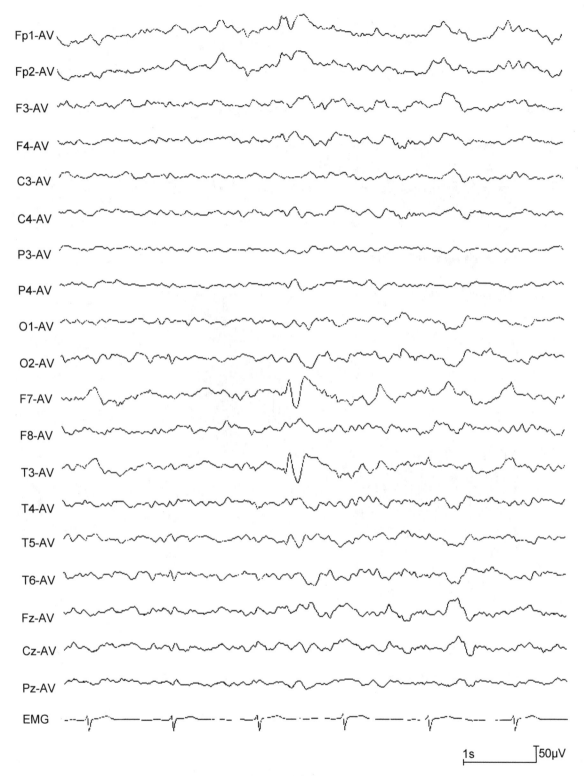

图 4-12　病例 2- 与非癫痫性疾病相鉴别 1

男性，49岁，发作性喊叫1年，睡眠期记录，脑电图可见T3、F7为著的2.5～3.5Hz尖慢复合波

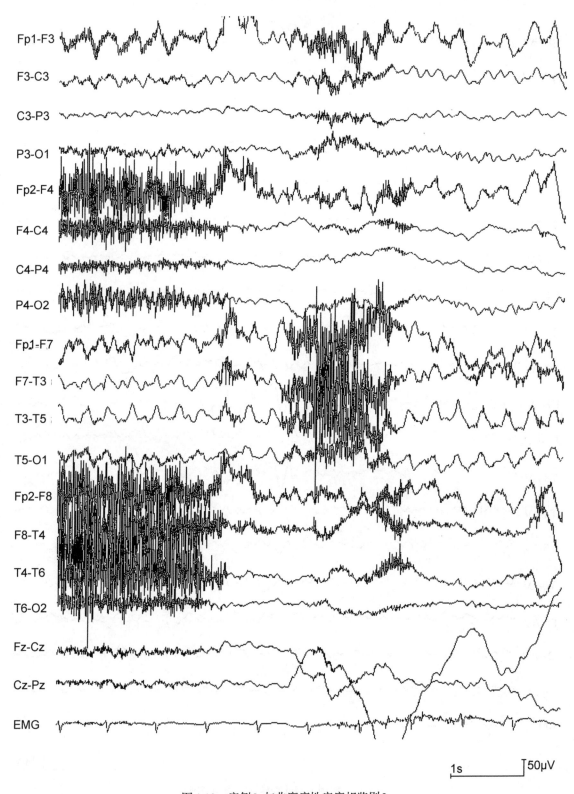

图4-13 病例2-与非癫痫性疾病相鉴别2

同一位患者的同次记录，监测到1次痫性发作，持续时间40秒，图为发作初期的部分节段，可见左侧颞区3～4Hz的宽大尖波节律，同步视频监测见患者从睡眠中醒来，有抬头、掀被子等类生理动作，无喊叫，患者对该次发作不自知

BECT的特征：①发病年龄为3～13岁，高峰年龄5～8岁；②精神运动发育正常；③多于睡眠中发作；④因中央-颞区邻近口、咽、面部所对应的皮质运动区，典型发作症状包括口角歪斜、面部抽搐、咽喉发声、流涎、上肢抽搐等；⑤发作间期脑电图背景正常；⑥发作间期放电波形具有特征性，尖波波形较钝，呈负相或负-正双相（图4-14为负-正双相），尖慢复合波频率为1.5～3Hz；⑦放电部位位于中央-颞区，高位中央区（对应C3或C4）放电主要与局限于手的症状有关，而低位中央区（即外侧裂上部，对应C5或C6，位于C3-T3中点或C4-T4中点，放电很少真正位于T3、T4）放电多有流涎、口角抽动、咽喉发声、流涎等岛盖部症状；⑧形成偶极子电场，存在与罗兰多区负向尖波同步的额区正向尖波，这种额区正向尖波在双极导联仍可见到，所以并非参考电极活化所致，这种恒定的偶极子电场是诊断BECT的可靠依据，很少见于其他病因的中央-颞区放电，这种偶极子电场可能代表了一种良性功能性癫痫灶。

该病例符合BECT的多项特征。首发症状为咽部发声，脑电图放电最显著的部位在T4，临床症状和脑电图一致，均提示部位在低位中央区。通过随诊，如果该患儿的癫痫容易被药物控制，远期预后良好，可进一步证明其属于BECT。

病例4：具有典型临床-脑电表现的综合征2

女性，7岁，主诉症状为睡眠中发作意识模糊伴呕吐1次。晚饭时庆祝生日，患儿较兴奋且进食较多，当晚睡眠中突发呕吐，意识模糊，答非所问，双眼斜视，头偏向一侧（家长不确定为哪一侧），其间扶之可行走，持续半小时后恢复清醒，患儿对发作过程有部分记忆，但不记得曾呕吐，自诉发作时"头晕、头痛、坐立不安"。头颅MRI正常。生长发育正常，学习成绩中等，平常比较多动。脑电图见T5、O1为著的2.5～3.5Hz棘慢复合波（图4-15）。

病因诊断：特发性癫痫

痫性发作的诊断：自主神经性发作、复杂部分性发作

癫痫综合征的诊断：早发型儿童良性枕叶癫痫

推断：早发型儿童良性枕叶癫痫（Panayioltopoulos型）发病年龄为1～13岁，80%发生于3～6岁，多发于睡眠中，以呕吐等自主神经症状为突出表现（异常脑电活动激活自主神经中枢网络，特别是下丘脑呕吐中枢所致），有不同程度意识障碍，常见眼球偏斜，部分可演变为抽搐。自主神经发作持续时间较长，多为5～10分钟或更长，少数报道长达3～12小时。发作稀疏，1/3的患儿一生中仅发作1次。90%患儿脑电图见局灶性棘波、棘慢复合波，多位于枕区，常波及后颞，或可为多灶性放电。综上所述，该病例属于典型的良性早发性儿童枕叶癫痫。未予以药物治疗，经随访1年无复发。

因该综合征相对少见，故在表4-8"代表性癫痫综合征的脑电-临床特征"中未将其列出。

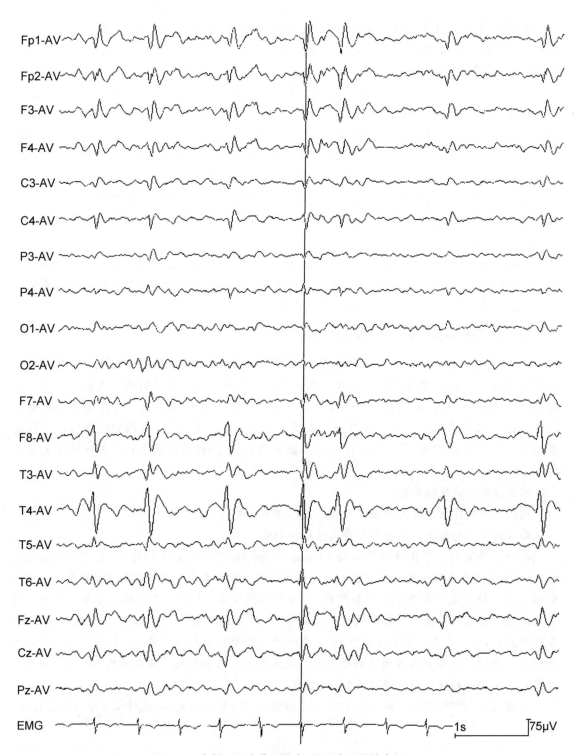

图4-14 病例3-具有典型临床-脑电表现的综合征1

男性，5岁，睡眠中发作四肢抽搐、意识不清2次，睡眠期记录，脑电图可见癫痫性电持续状态（ESES），T4为著的2.0～3.0Hz尖慢复合波频繁发放，以图中竖线为参照，可见前头部尖波与之位相相反，是偶极子电场

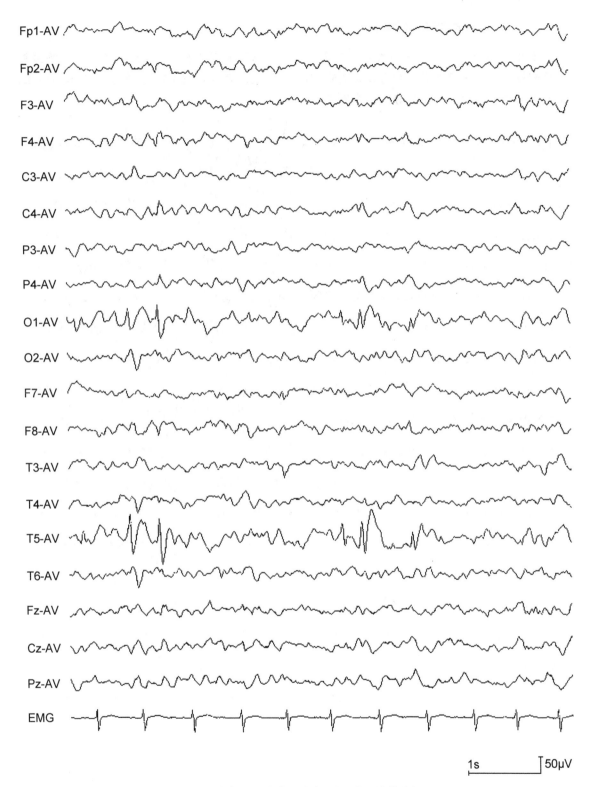

图 4-15　病例 4- 具有典型临床 - 脑电表现的综合征 2

女性，7岁，睡眠中发作意识模糊伴呕吐，睡眠期记录，脑电图可见 T5、O1 为著的 2.5～3.5Hz 棘慢复合波

病例5：注意鉴别不典型情况

女性，15岁，主诉症状为发作性双上肢和躯干快速抖动3年，晨醒后最为明显。视频脑电监测证实为肌阵挛发作，伴弥漫性2.5～4Hz多棘慢复合波（图4-16）。患儿为艺术类学生，生长发育正常、学习成绩良好，无其他不适。

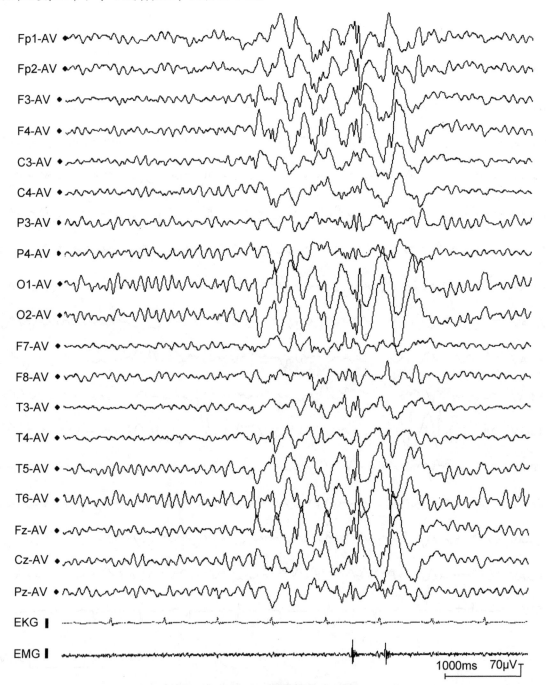

图4-16　病例5-注意鉴别不典型情况

女性，15岁，发作性双上肢和躯干快速抖动3年，清醒期记录，脑电图可见弥漫性2.5～4Hz多棘慢复合波，肌电导联位于右侧三角肌，可见肌阵挛的短簇电位

病因诊断：特发性癫痫

痫性发作的诊断：肌阵挛发作

癫痫综合征的诊断：青少年肌阵挛癫痫

推断：青少年肌阵挛癫痫容易被控制，但停药后容易复发，总体预后较好，可能与遗传有关。予以左乙拉西坦抗癫痫治疗。

药物治疗后，抖动动作减少，但未被完全控制。1年后因多食、消瘦发现糖尿病。追溯病史：患儿的母亲和外婆均在年轻时发现糖尿病，但无发作性抖动，家族中其他成员无相关病史。患儿体力大致正常，但无法在体育课中完成长跑。基因检测发现线粒体基因组3394位点变异，对于线粒体脑肌病和线粒体糖尿病来说，该变异均属于可疑致病变异。血清谷氨酸脱羧酶抗体等糖尿病自身抗体检测结果均为阴性。将诊断修正为：

病因诊断：症状性癫痫

致病疾病：线粒体脑肌病的罕见亚型？

痫性发作的诊断：肌阵挛发作

癫痫综合征的诊断：症状性全面性癫痫和癫痫综合征

推断：对比前后2次诊断，痫性发作的诊断相同，均为"肌阵挛发作"，但癫痫综合征的诊断不同，因而预后不同。本病例可能属于线粒体脑肌病的罕见亚型，与常见亚型相比，病情较轻，但预后肯定差于青少年肌阵挛癫痫。癫痫可能不容易被控制。应对其家族进行基因分析以进一步诊断。

典型的青少年肌阵挛发作脑电图表现应为：广泛性3.5~5Hz多棘慢复合波暴发，但25%以上的患者也可有2.5~3Hz多棘慢复合波发放。回顾分析该患儿的脑电图，多棘慢复合波的频率为2.5~4Hz，但其中以2.5~3Hz居多，甚至可以找出极少数为2~2.5Hz，这些线索提示患儿可能并非特发性癫痫，而是存在器质性脑病。

病例6：是否为痫性发作

男性，35岁，主诉症状为发作性意识丧失、四肢抽搐8年。8年前开始发作意识丧失、四肢抽搐，右侧肢体的抽搐更严重。8年前的头颅MRI发现左侧额叶占位性病变，脑组织活检结果为"炎性病变或脱髓鞘病变"，长期服用抗癫痫药物，每年发作数次。近1周右侧肢体抽搐发作数次，每次持续约1分钟，发作后右侧肢体一过性瘫痪，此外还有非常频繁的右上肢抬举样、痉挛样不自主动作。复查头颅MRI提示"左侧额叶占位伴周围水肿，考虑肿瘤或炎性脱髓鞘假瘤"（图4-17）。

病因诊断：症状性癫痫

致病疾病：左额占位病变

痫性发作的诊断：单纯部分性发作（运动性）继发全面性强直阵挛发作

癫痫综合征的诊断：额叶癫痫？

其他诊断：托德麻痹

推断：发作性的意识丧失、四肢抽搐可确认为痫性发作，近1周的发作性右侧肢体抽搐也可确认为痫性发作。问题在于：非常频繁的右上肢抬举样、痉挛样不自主动作是否为痫性发作？

长程脑电监测见左额或左中央的周期性尖波、棘波，间隔0.5～1.5秒，有时累及双侧额极，这种周期性波反复出现，有时持续长达数十分钟，没有频率或波幅的演变（图4-18、图4-19）。对于周期性癫痫样放电是否属于发作期图形，目前尚存在争议。

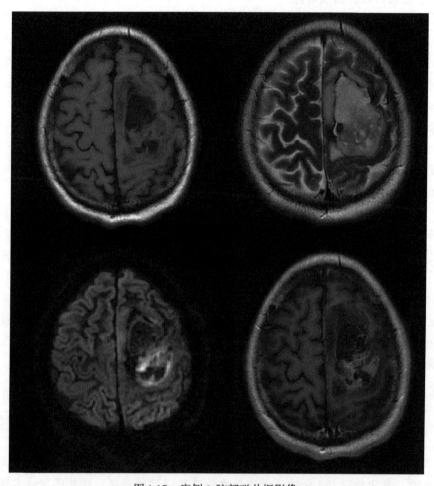

图4-17 病例6-脑部磁共振影像

左侧额叶占位伴周围水肿，考虑肿瘤或炎性脱髓鞘假瘤，左上：T_1加权像，右上：T_2加权像，左下：弥散序列，右下：T_1增强

监测过程中有十余次患者标记事件，症状均为右上肢抬举样、痉挛样动作，与上述周期性尖波、棘波无关。动作发生时，大部分背景脑电无改变，少数时候存在周期性尖波、棘波。

综上所述，考虑右上肢不自主动作并非痫性发作，而这种局部性周期性癫痫样放电不是发作期图形。

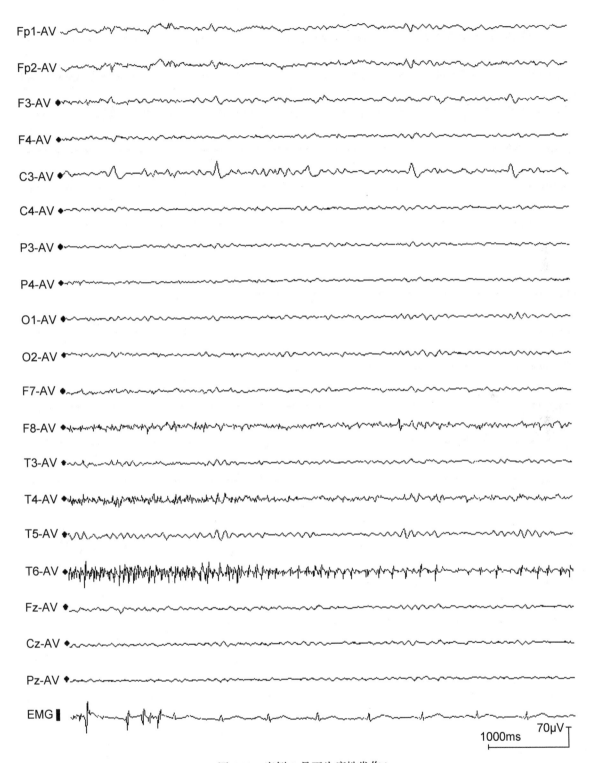

图4-18 病例6-是否为痫性发作1

男性，35岁，发作性意识丧失、四肢抽搐8年，清醒期记录，左侧中央周期性发放尖波，间隔0.5～1.0秒，部分累及左额、双侧额极，与心电频率无关

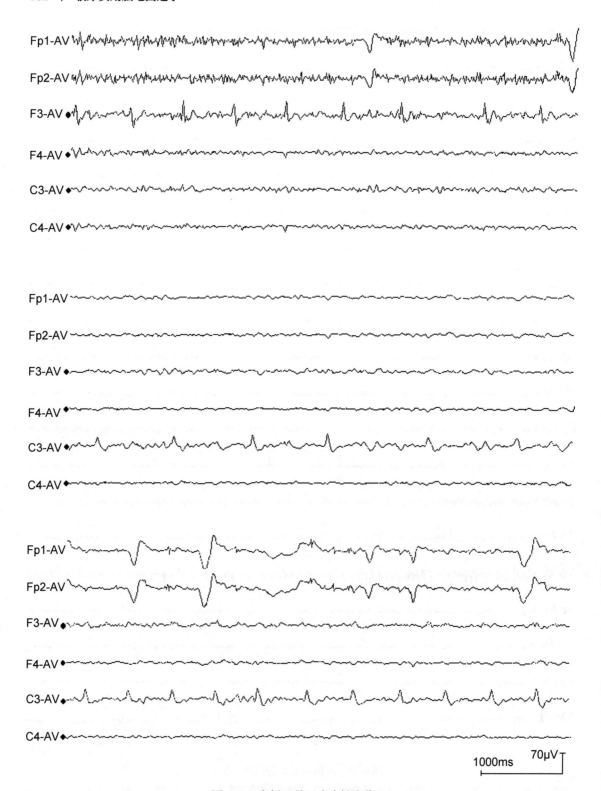

图4-19　病例6-是否为痫性发作2

同一位患者的同次记录，清醒期记录，左额或左中央可见周期性发放的尖波、棘波，间隔0.5～1.5秒

病例7：亚临床痫性发作

男性，32岁，主诉症状为发作性睡眠中四肢抽搐2次。1个月前午睡时突发四肢抽搐、呼之不应、牙关紧闭、口吐淡红色涎液，持续约5分钟，次日凌晨睡眠中再发一次。头颅MRI提示"左侧额叶出血性病变"（图4-20）。临床疑诊"脑海绵状血管瘤"。服用抗癫痫药物后未再复发。

病因诊断：症状性癫痫（左额出血性病变）

痫性发作的诊断：部分性发作继发全面性强直阵挛发作？

癫痫综合征的诊断：额叶癫痫？

24小时视频脑电监测，共记录到电发作12次，均发生于睡眠期，发作形式相似：左额首先出现5～6Hz低幅棘慢复合波或慢波节律，5～10秒后演变为4Hz，并累及左额极、额中线、左中央，再经过10～30秒演变为2～3Hz节律，持续5～10余秒后恢复脑电背景活动（图4-21、图4-22）。同步视频监测未见明显动作。患者对发作不自知。

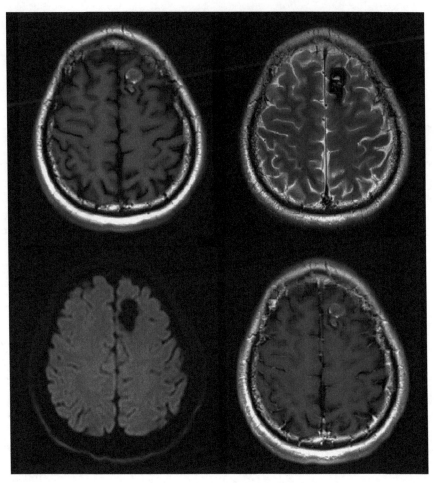

图4-20 病例7-脑部磁共振影像

左侧额叶出血性病变，左上：T_1加权像，右上：T_2加权像，左下：弥散序列，右下：T_1增强

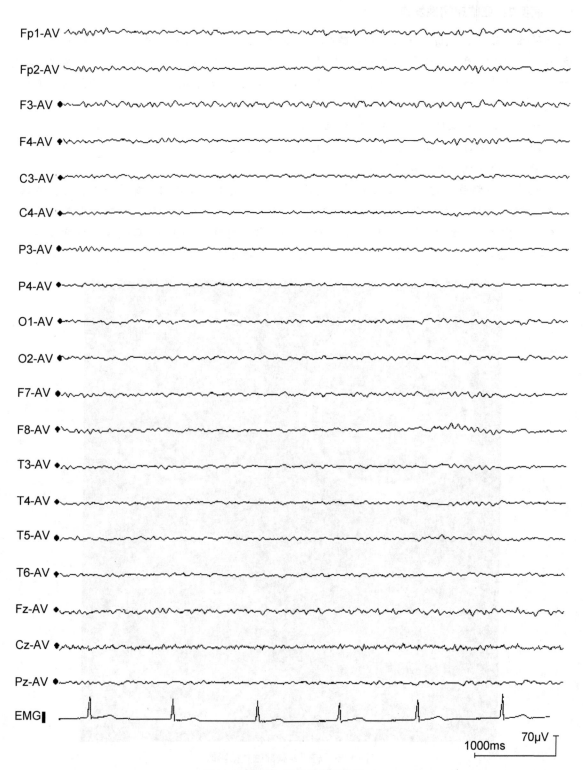

图4-21　病例7-亚临床痫性发作1

男性，32岁，发作性睡眠中四肢抽搐2次，睡眠期记录，脑电图可见F3首先出现5～6Hz低幅棘慢复合波、慢波节律，累及Fz

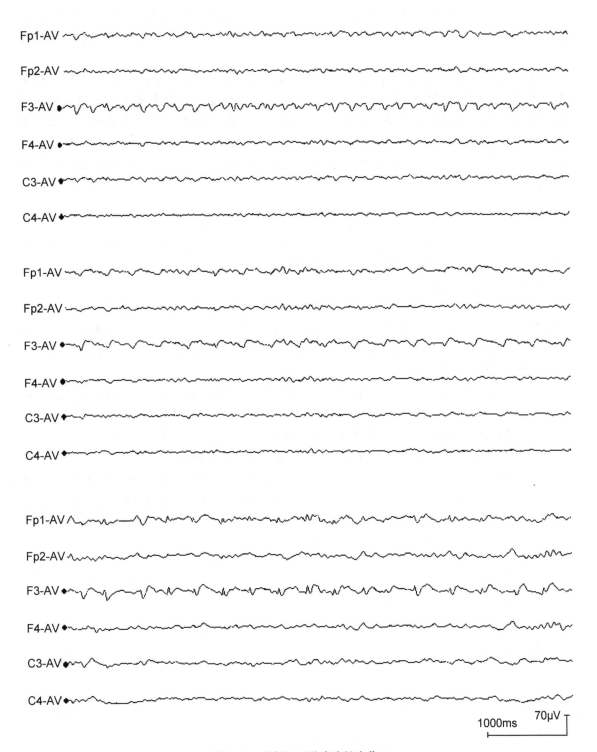

图4-22　病例7-亚临床痫性发作2

同一位患者的同次发作，F3为著的节律减慢为4～5Hz，然后又减慢为2～3Hz，波形也发生演变，呈现典型的棘慢复合波形态，累及Fp1

既往曾有2次发作性睡眠中四肢抽搐，仅根据典型病史即可明确痫性发作的诊断。但在目前貌似"已经正常"的情况下，通过长程视频脑电监测又发现了频繁的亚临床发作。

除了正常的生理节律之外，任何明显区别于背景的脑电节律均有可能为发作期图形。痫性发作的脑电图过程一般均具有频率和波幅的演变，其中大多从比较快的节律开始，逐渐减慢，波幅逐渐增高。而波形则变化多样，各种波形均有可能出现，但都具有持续重复发放的特点。频率和波幅的演变是痫性发作的特征，而其他性质的脑电节律多无演变。例如病例6的周期性癫痫样放电，虽然持续发放，但没有频率或波幅的演变过程。

病例8：通过脑电图对局灶性癫痫进行定位

男性，35岁，主诉为1周前睡眠中突发四肢抽搐1次。1周前早晨7时，睡眠中突发四肢抽搐、双目上视、口中怪叫、呼之不应，持续2分钟后停止。头颅MRI正常。

是否为癫痫：单次痫性发作？

注：根据国际抗癫痫联盟2001年癫痫综合征的分类（表4-7），单次痫性发作属于"可不诊断为癫痫的痫性发作"；根据国际抗癫痫联盟2005年颁布的定义，单次痫性发作如果"并具有大脑的持久改变能增加未来发作的可能性"，也可诊断为癫痫，但对于该病例来说，尚不具备充分的诊断依据。

痫性发作的诊断：原发性全面性强直阵挛发作？部分性发作继发全面性强直阵挛发作？

注：根据国际抗癫痫联盟1981年痫性发作的分类（见表4-2），睡眠时的全面性强直阵挛发作，因缺乏确诊所需的临床和脑电图资料，属于"不能分类的发作"。

行长程视频脑电监测。发作间期可见左侧中颞、前颞频发2.0～3.5Hz的尖慢复合波（图4-23），并记录到痫性发作1次：凌晨5时睡眠中，全导脑电波幅突然降低2秒，之后左侧中颞、前颞突发4Hz节律，累及左侧后颞、额、额极，持续20秒，之后演变为3.5～5.5 Hz的尖波节律，主要累及左侧颞区和双侧前头部，持续10秒，之后逐渐募增为弥漫性2～3Hz高幅慢波、尖慢复合波节律，再经过20秒后恢复脑电背景（图4-24～图4-26）。同步视频监测可见反复咀嚼动作，无肢体抽搐，患者对发作不自知。综合病史和检查结果，可修正诊断如下：

病因诊断：隐源性癫痫

痫性发作的诊断：复杂部分性发作（伴口周自动症），有时继发全面性强直阵挛发作

癫痫综合征的诊断：颞叶癫痫

该病例的发作间期刺激性放电和发作期脑电，均提示癫痫源自左侧颞叶。

虽然主诉仅发作1次，但24小时视频脑电监测可发现痫性发作，且患者对监测到的发作不自知。据此推测，主诉的发作仅为"冰山一角"，因部分性发作继发为全面性强直阵挛发作而引起重视，此外可能还存在较多被忽视的部分性发作。

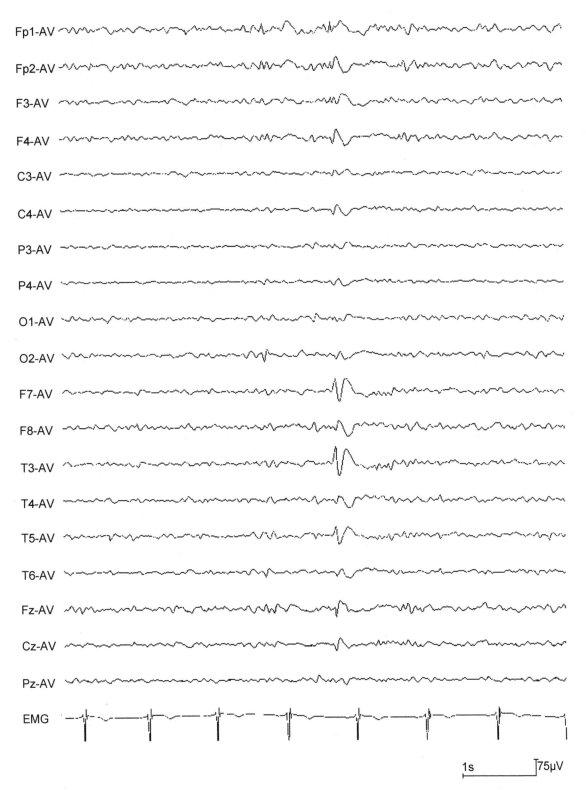

图4-23 病例8-通过脑电图对局灶性癫痫进行定位-发作间期

男性，35岁，1周前睡眠中突发四肢抽搐1次，睡眠期记录，脑电图可见T3、F7尖慢复合波，累及T5、Fp1、Fp2等

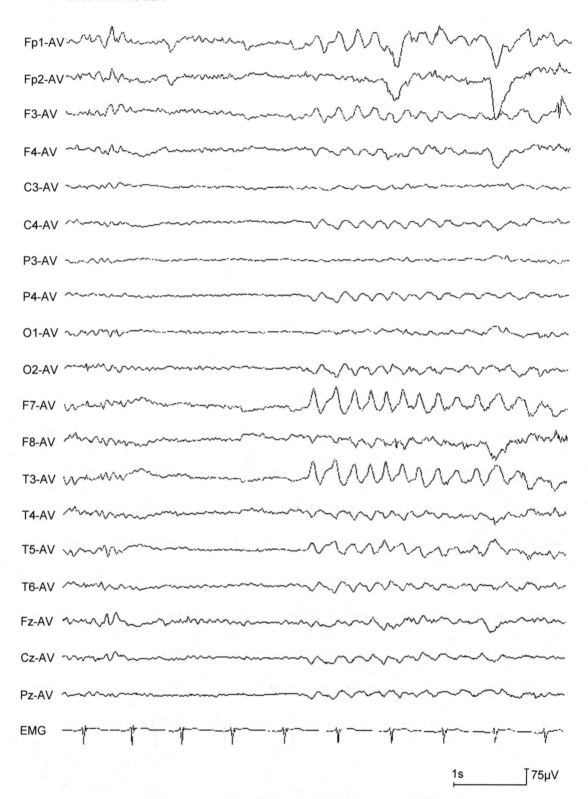

图4-24 病例8-通过脑电图对局灶性癫痫进行定位-发作期1

同一位患者的同次脑电图检查，睡眠期记录，全导电压突然降低，2秒后，以T3、F7为著暴发4Hz节律，主要累及T5、Fp1、F3，频率逐渐减慢，多数右侧头部导联出现位相相反的波形，为参考电极（AV）活化所致

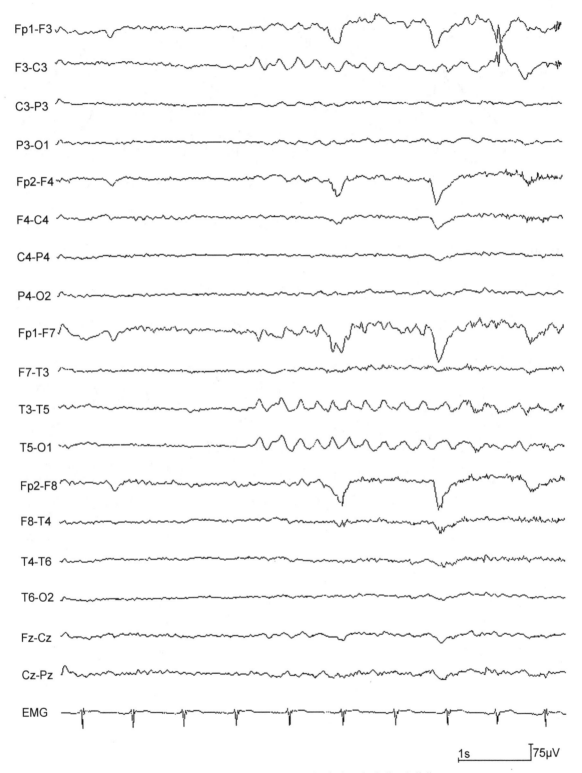

图4-25 病例8-通过脑电图对局灶性癫痫进行定位-发作期2

将图4-24转换为双极纵联进行观察，可见该暴发性4Hz节律波主要位于左颞，累及左额，T3-T5与T5-O1为同位相，T3-T5与Fp1-F7为反位相，而F7-T3波形平坦，是因为癫痫样放电位于F7和T3之间，F7和T3的电位大致相等

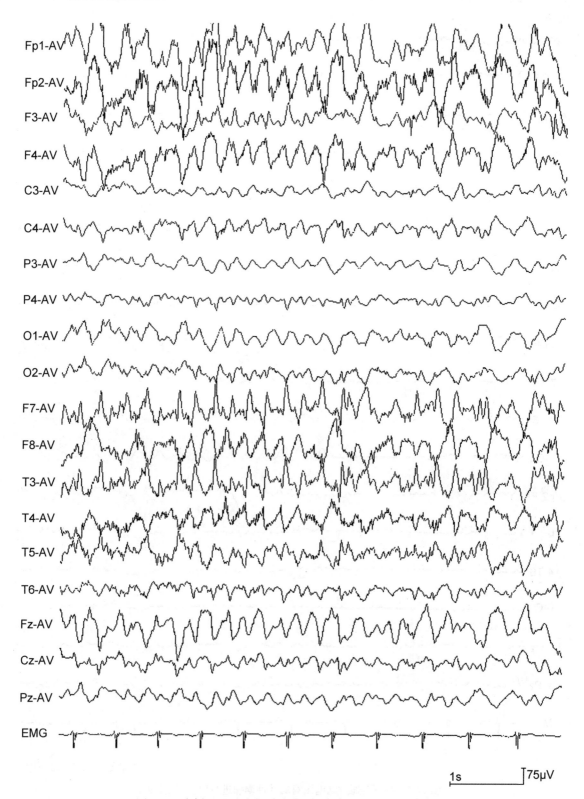

图4-26　病例8-通过脑电图对局灶性癫痫进行定位 - 发作期3

同一位患者的同次发作，演变成为3.5～4.5Hz、T3和F7为著的尖波节律，累及左侧颞区和双侧前头部导联，再逐渐减慢为3Hz的
高幅慢波节律

5 其他疾病或状态的特征性脑电图变化

　　脑电图对于癫痫的诊断具有特别重要的意义，这是由癫痫本身即为脑的过度同步化放电所致。对于其他疾病，脑电图一般缺乏诊断特异性，可用于评价脑功能，但很少能作为疾病诊断的重要依据；但也有少数情况下，脑电图变化与特定疾病存在较密切的关系，有助于疾病诊断。

　　各种疾病或状态的脑电图知识极为庞杂，表4-10仅列举最具特征性者。

表4-10　其他疾病或状态的特征性脑电图变化

疾病	脑电图
脑梗死	病变部位和邻近部位的节律性或非节律性δ活动
	病变部位或病变侧生理节律减少，如后头部α节律、睡眠纺锤波
	周期性一侧性癫痫样放电
	梗死范围越大、部位越表浅、半暗带血供越差，脑电图异常就越明显
	深部、小面积梗死，脑电图可能无异常
	脑干、小脑梗死，脑电图仅能发现大脑半球的继发性改变
心源性晕厥	简单概括为"慢→平→慢"
	广泛性去同步化→进行性频率减慢、波幅增高→脑电消失、变为等电位→突然恢复高幅不规则慢波、逐渐频率增加、波幅降低→恢复背景活动
代谢性脑病 （特别是肝性脑病）	三相波
单纯疱疹病毒性脑炎	多形性δ，最常见于颞区
	周期性一侧性（或广泛性）癫痫样放电（周期1～5秒的尖形慢波）
亚急性硬化性全脑炎	广泛性周期性癫痫样放电（长周期，4秒以上）
克-雅病	广泛性周期性癫痫样放电（短周期，4秒以下）
甲状腺功能减低	低电压慢活动，治疗后可缓解
先天性脑发育不良	大量异常β活动，波幅较高
服用镇静药	β活动明显增多，前头部为著

6 癫痫的药物治疗

表4-11列举了抗癫痫药物的治疗要点。

表4-11 抗癫痫药物的治疗要点

1. 痫性发作在半年内发生2次或以上，应当开始用药，否则可酌定
2. 根据痫性发作和癫痫综合征的类型选择适当的药物
3. 常用抗癫痫药物。第一代：丙戊酸钠、卡马西平、氯硝西泮、苯妥英钠；第二代：左乙拉西坦、拉莫三嗪、奥卡西平、托吡酯；第三代：吡仑帕奈、拉考沙胺
4. 与第一代药物相比，新型抗癫痫药物的疗效并无显著优势，但副作用明显减轻
5. 丙戊酸和左乙拉西坦为广谱药物；卡马西平、奥卡西平为窄谱药物，主要治疗部分性发作，可加重失神和肌阵挛等全面性发作
6. 尽可能单药治疗；有指征时，合理联合用药
7. 各种药物的代谢特点有很大的不同，如剂量-血药浓度曲线、半衰期等
8. 有时需要监测血药浓度
9. 都有不同程度的副作用，包括特异性、剂量相关性、慢性副作用以及致畸性
10. 丙戊酸抑制肝药酶，升高其他药物浓度；卡马西平诱导肝药酶，降低其他药物浓度
11. 增药可适当地快，减药、停药一定要缓慢、逐步
12. 完全控制癫痫发作后，至开始停药的时间：多数为5年；儿童失神等良性癫痫综合征1～2年；有自动症者可能需要长期服药；青少年肌阵挛癫痫虽然对药物治疗反应良好，但停药后容易复发，可能需要长期服药

7 癫痫外科手术与致痫灶的定位

★药物能够控制大约70%的癫痫。尽管予以合理的药物治疗，仍有约30%的癫痫患者难以控制。

★国内提出药物难治性癫痫的定义："频繁的癫痫发作至少每月4次，适当的抗癫痫药物正规治疗且药物浓度在有效范围以内，至少观察2年，仍不能控制并且影响日常生活，除外进行性中枢神经系统疾病或者颅内占位性病变者。"

★致痫灶不同于癫痫病理灶。病理灶是导致痫性发作的脑组织形态或结构异常，CT或MRI通常可显示病灶，有些则需要在显微镜下才可发现；致痫灶是脑电图上最明显的痫性放电部位，可为一个或多个。致痫灶可位于病理灶的内部或边缘，也可位于远隔部位甚至对侧大脑半球。

★直接导致痫性发作的是致痫灶而非病理灶，因此，为了终止癫痫发作而实施的手术所需切除的是致痫灶。药物难治性癫痫可通过手术切除致痫灶，从而控制癫痫发作。最经典、手术切除效果最确切的适应证是一侧颞叶的难治性复杂部分性发作。

★手术条件：致痫灶定位明确且相对局限，不是弥漫性病变；致痫灶不位于运动、语言等重要功能区，术后无严重功能障碍的风险。

★手术成功的关键在于术前和术中对发作起源部位的准确定位。这常是一个难题，可通过症状、脑电、影像多种手段综合分析，如果各种手段的结论一致，则致痫灶的定位比较肯定，若不一致则导致困惑。

★发作间期的癫痫样放电部位不能完全代表痫性发作的部位，至少需要记录数次痫性发作的发作期脑电图和症状，为致痫灶的定位和手术治疗提供依据。

★为了获得准确的定位，除了头皮脑电图之外，还可通过有创性方法，在大脑皮质或深部放置电极进行记录。致痫灶切除术的术前定位费用远远高于手术本身。

★癫痫手术定位，反映着神经系统定位诊断的高水准，其正确性可通过手术效果来验证。不仅要定位"致痫灶"，还需要定位"功能区"。功能区定位基于经典的神经系统定位诊断知识，并通过皮质电刺激法进行定位。值得注意的是，由于长期痫性刺激，重要功能区的位置可能发生迁移，例如，皮质运动区已经不在中央前回，运动性语言中枢不在布罗卡区，这种现象反映了脑的可塑性。已有成功的案例报道：经过细致的定位，确认长期癫痫患者的重要功能区已经迁移，手术切除了中央前回或布罗卡区致痫灶，结果并未损伤重要功能。

★表4-12为Lüders从癫痫外科角度对部分性癫痫异常脑区的定义和定位方法。表4-13则列出了部分性癫痫发作的经典症状和简明定位。

表4-12 从癫痫外科角度对部分性癫痫异常脑区的定义和定位方法（Lüders，1993年）

异常脑区	定义	定位方法
刺激区	产生发作间期放电的皮质区	脑电图
发作起源区	产生发作期放电的皮质区	脑电图
致痫性损伤区	直接引起发作的脑结构性病变	CT、MRI、组织病理
症状产生区	产生最初发作症状的脑区	脑电图、症状
功能缺损区	产生非癫痫性功能障碍的皮质区	神经系统检查、神经心理学检查、正电子发射体层成像（PET）、单光子发射计算机断层成像（SPECT）
致痫区	产生痫性发作所必需，且为了消除发作而必须切除的全部脑区	不清楚

　　注：发作间期放电与发作期放电未必在同一部位；"致痫性损伤区"和"致痫区"两个概念，大致等同于"癫痫病理灶"和"致痫灶"；最初产生发作期放电的皮质区称为"发作起源区"，但该脑区未必产生症状（非表达皮质），当痫性放电播散至产生最初发作症状的脑区（表达皮质），为"症状产生区"；确定致痫区是个难题，其定位方法"不清楚"，这种直白的表达方式给读者以深刻印象

表4-13 部分性发作的经典症状及简明定位

症状	定位
杰克逊癫痫发作	额叶中央前回（运动区）
不对称强直（如击剑姿势）	额叶辅助运动区
头、眼向一侧强迫偏转	比较复杂，多个脑叶的多个部位均有可能
眼球运动症状（眼球的强直偏转、阵挛、震颤，眼睑跳动等）	比较复杂，涉及颞、顶、额的多个眼球控制区
自动症	颞叶多见，也可见于额、岛、枕叶
过度运动性自动症	额叶多见
托德瘫痪	有助于定侧或定位
发笑	下丘脑错构瘤多见
偏侧感觉异常（如麻木感、针刺感）	顶叶中央后回（躯体感觉区）
感觉异常分布广泛或双侧；或位于指尖、足、唇、舌、口腔	外侧裂附近额、顶、岛盖交界处（第二感觉区）
疼痛	岛叶多见
简单视幻觉（如闪光、暗影等）	枕叶距状裂周围（视觉中枢）
视错觉（如视物变大变小、变形）；或复杂视幻觉（如生动的人物事件）	颞顶枕联络皮质
简单听幻觉（嗡鸣声、噪声）	颞横回（听觉中枢）
复杂听幻觉（讲话声、音乐声）	颞横回周围的听觉联络皮质
听错觉（声音变大变小、变近变远）	听觉联络皮质或颞枕交界区
前庭感觉症状（眩晕）	颞上回（前庭皮质中枢）
味幻觉或错觉	顶叶接近岛盖处
嗅幻觉（如臭鸡蛋、烧胶皮的气味）或嗅错觉	颞叶钩回、海马前部、杏仁体（嗅觉中枢）
咽喉部紧缩感、窒息感	岛叶
各种上腹部不适（常有上冲感）	内侧颞叶多见
欣快、愉悦、记忆障碍（如似曾相识、熟悉感、陌生感、画面回放）	颞叶
恐惧	杏仁体、海马、内侧额叶
自主神经性发作（心动过速、出汗、竖毛、苍白、潮红、烦渴）	岛叶、丘脑及周围（边缘系统）

五

多导睡眠监测

多导睡眠监测（polysomnography，PSG）同步记录多种生理参数和行为变化，是诊断睡眠疾病的重要检测方法。

正常睡眠周期分为非快速眼动睡眠期和快速眼动睡眠期。根据《美国睡眠医学会睡眠及其相关事件判读手册》（简称《AASM手册》），非快速眼动睡眠期又分为N1、N2、N3期。

睡眠分期需要对PSG进行逐帧判读，确定每一帧属于某个睡眠期或清醒期。判读的主要依据是脑电、眼动和肌张力。

PSG是相对"定量化"的检测，需要测算各种时间、次数、平均值。数据结果先由软件进行判读，再经过人工复核，最后由软件进行定量分析。

本章还将简要介绍常见睡眠疾病。

1 PSG监测哪些内容?

表5-1列出了PSG监测的主要内容。图5-1～图5-3展示了眼球运动、颏肌电、下肢肌电的电极位置。

表5-1 PSG监测的主要内容

监测内容	位置或方法	电极种类
脑电	F4-M1,C4-M1,O2-M1(M1左耳后乳突) 备份电极F3-M2,C3-M2,O1-M2(M2右耳后乳突)	盘状电极
眼球运动	E1置于左眼外眦下1cm,E2置于右眼外眦上1cm	纽扣电极
颏肌电 (肌张力)	CHIN1置于下颌骨前缘中线向上1cm CHIN2置于下颌骨前缘中线向下2cm,再向右旁开2cm CHIN3置于下颌骨前缘中线向下2cm,再向左旁开2cm	纽扣电极
下肢肌电	胫骨前肌中段,沿长轴相隔2～3cm放置1对电极	纽扣电极
呼吸气流	口鼻温度 鼻孔内压力	热敏传感器 鼻压力传感器
呼吸努力	胸腹运动 食管内压	RIP绑带 食管压测量仪
血氧饱和度	手指	脉搏血氧监测仪
体位	固定于胸前	体位传感器
鼾音	颈前气管旁	鼾音传感器

推荐两本参考书目:一本是《美国睡眠医学会睡眠及其相关事件判读手册》,简称《AASM手册》(美国睡眠医学会,American Academy of Sleep Medicine,AASM)。另一本是《睡眠医学基础》(*Fundamentals of Sleep Medicine*,Richard B. Berry),是睡眠医学的系统性专著,涵盖睡眠生理和睡眠医学的多个方面。

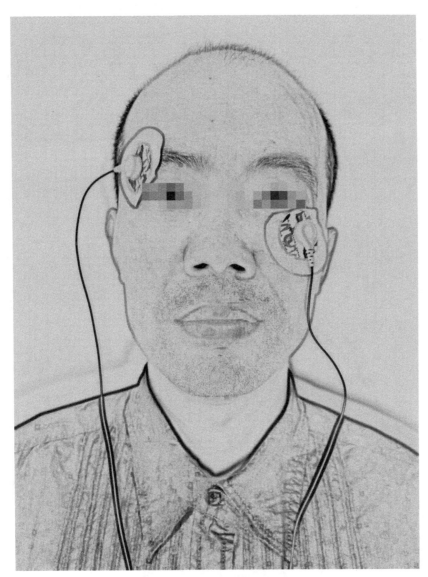

图5-1 眼球运动电极位置

E1：左眼外眦正下1cm；E2：右眼外眦正上1cm

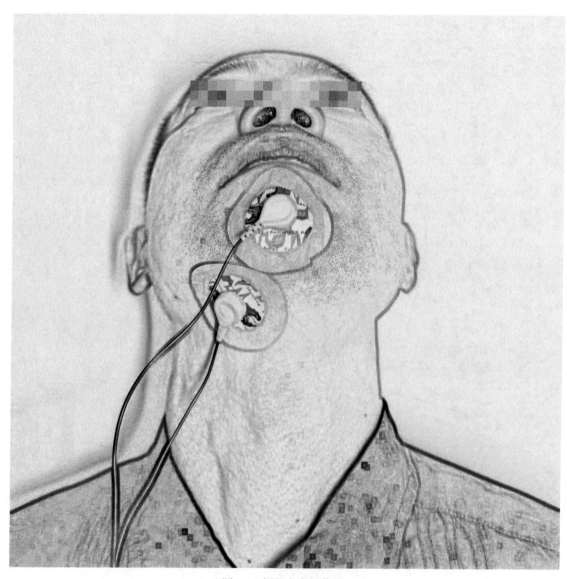

图 5-2　颏肌电电极位置

电极 1：下颌骨前缘中线向上 1cm，电极 2：下颌骨前缘中线向下 2cm，再旁开 2cm

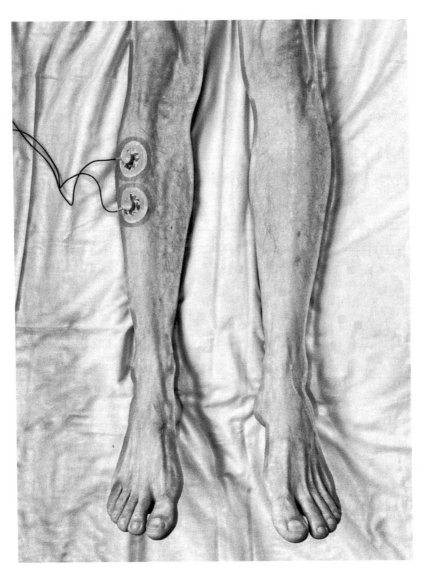

图5-3　下肢肌电电极位置

胫骨前肌中段，沿长轴相隔2～3cm放置1对电极

2 正常睡眠周期是怎样的？

正常睡眠周期分为非快速眼动睡眠期（NREM）和快速眼动睡眠期（REM）。

R&K（Rechtschaffen and Kales）于1968年制定首个睡眠判读标准，并被临床长期沿用。根据R&K规则，NREM按照睡眠深度分为Ⅰ～Ⅳ共4期，而根据《AASM手册》NREM分为N1、N2、N3共3期，N3期相当于R&K规则中的Ⅲ期及Ⅳ期（表5-2）。

图5-4以直方图形式展示了睡眠分期及演变。

表5-2 睡眠分期对照表

R&K规则	《AASM手册》
W期	W期
NREM Ⅰ期	N1期
NREM Ⅱ期	N2期
NREM Ⅲ期	N3期
NREM Ⅳ期	
REM期	R期

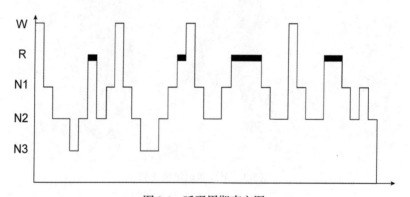

图5-4 睡眠周期直方图

纵坐标为睡眠分期，横轴为睡眠时间进程，图示整个睡眠过程的周期性变化，每个NREM和REM交替，为1个睡眠周期

3 怎样算"入睡"？

睡眠分期的判读规则比较复杂。下面以"怎样算入睡（sleep onset）"这个问题为例，对判读规则进行说明。一般从N1期开始入睡，所以，"怎样算入睡"这个问题通常是指"怎样算由W期进入N1期"。

进入N1期，在脑电图上的表现首先是α解体，出现低波幅波形，与此同时出现θ活动，伴随缓慢眼动，在N1的后半期出现顶尖波。顶尖波是N1期睡眠的标志，但不是每个人都有典型的顶尖波，老人常不明显。

判读W→N1期的规则如下：

★有后头部α节律者，如α节律减弱并被低波幅混合频率活动取代，且后者占一帧的50%以上，判读为N1期。

★无后头部α节律者，呈现下列现象之一时，判读为N1期：较W期脑电背景频率减慢≥1Hz的4～7Hz的脑电波；顶尖波；缓慢眼动。

《AASM手册》在上述规则之后，还有几点说明：

（1）顶尖波可以存在但不是N1期的必需条件。

（2）N1期通常有缓慢眼动，但不是判读必需条件。

（3）N1期颏肌电变化较大，但通常低于W期。

（4）缓慢眼动通常出现在α节律减慢之前，不产生α节律者睡眠潜伏期稍短于产生α节律者。

其中第4点的逻辑性较强，需要思考理解：睡眠潜伏期指"关灯"→"入睡"（通常是进入N1期）的时间，慢速眼动通常出现在α节律减慢之前，无α节律者以慢速眼动为"入睡"，所以潜伏期稍短，而有α节律者以α节律减慢为"入睡"，所以潜伏期稍长。

《AASM手册》言简意赅地阐释了各种判读规则，文字虽短，但清晰严格，逻辑性强。书中还附有一系列关于睡眠各期开始、终止、相互转化的示意简图，对学习有很大的帮助。遮挡图下方的睡眠分期标识，尝试自己判读这些简图的分期，再跟被遮挡的标识进行对照，可检验自己的知识掌握程度。本书仅列举其中1幅（图5-5）。

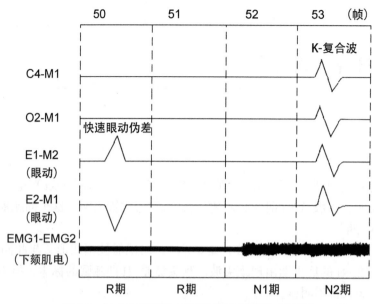

图5-5 《AASM手册》睡眠分期示意简图（举例）

该简图用于说明R期睡眠持续的判读规则；第50帧为低波幅混合频率脑电图，没有顶尖波、纺锤波、K-复合波等标志性睡眠波形，伴有快速眼动伪差和低颏肌张力，为典型R期；第51帧虽无快速眼动，但脑电图接上一帧延续为低波幅混合频率活动，仍没有标志性睡眠波形，颏肌张力仍低，所以仍为R期；第52帧颏肌张力开始增高，为N1期；第52帧出现K-复合波，且出现在无快速眼动记录帧的前半部分，为N2期，此种情况下，即使颏肌张力仍低，也应判读为N2期

4 如何利用PSG进行睡眠分期?

《AASM手册》中有整套判读规则。

对睡眠分期进行逐帧判读，以30秒为1帧，如果在1个记录帧内不止1个睡眠期，则哪一期占主导就判为该期。

对于睡眠分期而言，后头部α节律、顶尖波、K-复合波、睡眠纺锤波和高幅慢波等脑电波形具有特征性，另外，眼动和肌张力也有重要价值，必要时还可参考同步录像和录音。

表5-3列出了睡眠各期的脑电特点及其他生理特点。图5-6为N2期睡眠，图5-7则为R期睡眠。

表5-3 睡眠各期的脑电特点及其他生理特点

分期	脑电特点	其他特点
W	闭目状态后头部α节律占记录帧50%以上，睁眼状态以低幅快波为主	眨眼；阅读眼动；颏肌张力正常或增强
N1	α节律减弱；顶尖波	缓慢眼动；颏肌张力变化较大，通常低于W期
N2	纺锤波；非觉醒相关K-复合波	无明显眼动；颏肌张力变化大，通常低于N1期
N3	高幅慢波超过20%（<2Hz，>75μV）；仍可有纺锤波	无明显眼动；颏肌张力变化大，通常低于N2期
R	低波幅混合频率波；无顶尖波、K-复合波、纺锤波、高幅慢波	快速眼动；颏肌张力降至最低

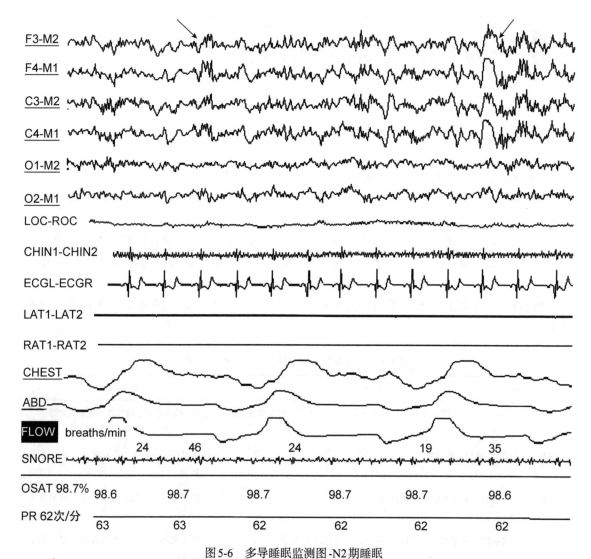

图 5-6 多导睡眠监测图 -N2 期睡眠

"↘" 所指为睡眠纺锤波，"↙" 所指为 K-复合波，由慢波和紧随其后的一串睡眠纺锤波组成（每帧时长为 30 秒，图为截取其中一部分；F3-M2：左额 - 右乳突；F4-M1：右额 - 左乳突；C3-M2：左中央 - 右乳突；C4-M1：右中央 - 左乳突；O1-M2：左枕 - 右乳突；O2-M1：右枕 - 左乳突；LOC-ROC：眼动电图；CHIN1-CHIN2：下颏肌电；ECGL-ECGR：心电图；LAT1-LAT2：左腿肌电；RAT1-RAT2：右腿肌电；CHEST：胸式呼吸；ABD：腹式呼吸；FLOW：口鼻气流；SNORE：鼾音；OSAT：血氧饱和度；PR：脉搏）

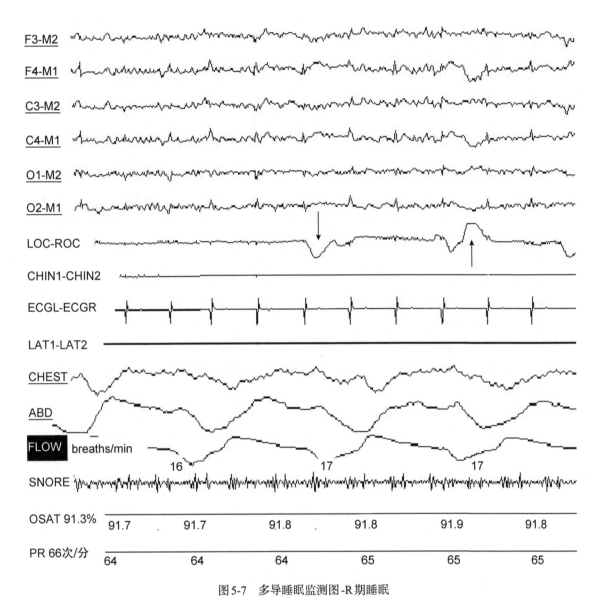

图 5-7　多导睡眠监测图 -R 期睡眠

"↓"和"↑"所指均为快速眼动电位，下颏肌电图显示肌张力降至整夜最低值，脑电图由低波幅不规则混合波组成，其间可见心电伪差（每帧时长为30秒，图为截取其中一部分；F3-M2：左额 - 右乳突；F4-M1：右额 - 左乳突；C3-M2：左中央 - 右乳突；C4-M1：右中央 - 左乳突；O1-M2：左枕 - 右乳突；O2-M1：右枕 - 左乳突；LOC-ROC：眼动电图；CHIN1-CHIN2：下颏肌电；ECGL-ECGR：心电图；LAT1-LAT2：左腿肌电；CHEST：胸式呼吸；ABD：腹式呼吸；FLOW：口鼻气流；SNORE：鼾音；OSAT：血氧饱和度；PR：脉搏）

5 常用概念释义

★开灯/关灯：分析数据时人工设定的时间点。检查结束后，采用关灯到开灯之间的数据进行分析。对于PSG检测而言，关灯就像跑步比赛的发令枪声，开灯则是终点线。按照病人习惯的睡眠时间开始卧床，病人觉得有睡意时，即关灯，卧床入睡，不要做其他事情。

★卧床总时间（time in bed，TIB）：关灯 → 开灯

★总的记录时间（total recording time，TRT）：记录开始 → 记录结束

★入睡（sleep onset）：N1期/N2期/N3期/REM期均可，但通常为N1期

★进入第一个REM期睡眠（REM onset）

★最后一个睡眠期（last sleep page）：N1期/N2期/N3期/REM期均可

★睡眠潜伏期：关灯 → 入睡，正常 < 30分钟

★REM潜伏期：从入睡到第一个REM期睡眠，通常60～90分钟

★总睡眠时间（total sleep time，TST）

★睡眠效率（sleep efficiency）：（TST/TIB 或 TST/TRT）× 100%，正常成人 > 80%

★入睡后总的清醒时间（wake after sleep onset，WASO），正常 < 30分钟，相关定义见表5-4。

表5-4 WASO及其关联术语的定义对照

	过去长期使用的定义	《AASM手册》新定义
入睡后总的清醒时间（WASO）	从入睡到最后一屏睡眠期间判定为清醒的总时间	从入睡到开灯期间判定为清醒的总时间，也包括期间的离床清醒时间
睡眠周期时间（sleep period time，SPT）	从入睡到最后一屏睡眠期的总时间 SPT = TST + WASO	弃用该概念
睡眠维持效率	（TST / SPT）× 100% 正常 > 90%	弃用该概念

★呼吸暂停（apnea）：口鼻气流消失或明显减弱（较基线幅度下降≥90%），持续时间≥10秒。

★阻塞性呼吸暂停：口鼻气流中断，但胸腹呼吸运动（呼吸努力）仍持续存在。原因是上气道阻塞。支持证据包括鼾声（气流振动）、胸腹矛盾运动（呼吸负荷增加）、经鼻压力信号测到气流波形变扁平（气流受限）。

★中枢性呼吸暂停：口鼻气流中断，胸腹呼吸运动（呼吸努力）也停止。原因是中枢神经不能发出有效的呼吸指令。

★混合性呼吸暂停：在一次呼吸暂停过程中，先出现中枢性呼吸暂停，再出现阻塞性呼吸暂停。

★低通气（hypopnea）：口鼻气流较基线水平降低≥30%并伴SaO_2下降≥4%，持续时间≥10秒；或者是口鼻气流较基线水平降低≥50%，并伴SaO_2下降≥3%（或伴觉醒），持续时间≥10秒。

★呼吸暂停低通气指数（apnea hypopnea index，AHI）：（呼吸暂停 + 低通气）总次数 / TST（次 / 小时）。

★呼吸努力相关的微觉醒（respiratory effort related arousals，RERA）：未达到呼吸暂停或低通气标准，≥10秒并具备呼吸努力增加或鼻压力波形变扁平的特征，同时导致从睡眠中觉醒。

★呼吸努力相关的微觉醒指数（respiratory effort related arousals index，RERAI）：呼吸努力相关的微觉醒次数 / TST（次 / 小时）。

★呼吸紊乱指数（respiratory disturbance index，RDI）：AHI + RERAI，即平均每小时呼吸暂停、低通气和RERA的次数之和。

6 诊断标准和报告内容

PSG的报告内容包括睡眠情况、呼吸、脑电、肌电、心电、血氧饱和度、腿动及其他异常动作，常用指标及其正常值见表5-5。软件会自动生成各种指标的报表，医生再以报告正文对其择要叙述，如有异常动作者，须注意描述发生于哪一期。报告结论一般可包括以下几个方面：

★睡眠效率、潜伏期、WASO时间、觉醒次数。

★睡眠结构是否正常，N1期/N2期/N3期/REM期所占比例。

★（中枢性/阻塞性/混合性）睡眠呼吸暂停（轻/中/重度）伴低氧血症（轻/中/重度）。

★脑电背景活动描述（常为后头部优势的α节律）。

★REM期（可见/未见）下颌肌电增高，视频监测（可见/未见）异常动作（描述异常动作）。

★睡眠期周期性腿动（轻/中/重度）。

表5-5　PSG常用指标的正常值

指标	正常值
睡眠结构	呈周期性，每个周期包括NREM期和REM期，正常成人每晚3～5个周期
睡眠潜伏期	＜30分钟
睡眠效率	＞80%
WASO	＜30分钟
呼吸暂停低通气指数（AHI）	正常＜5；轻度5～15；中度＞15～30；重度＞30（次/时）
血氧饱和度	正常≥90%；轻度85%～＜90%；中度80%～＜85%；重度＜80%
周期性腿动	正常＜5；轻度5～25；中度＞25～50；重度＞50（次/时）

生理睡眠时，各期周期性重复出现。一般从N1期开始入睡，随后逐渐加深，依次进入（或不进入）N2期、N3期，该过程时常有反复，再进入REM期。每个NREM期和REM期交替，称为1个睡眠周期。正常成人全夜有3～5个睡眠周期。前半夜，NREM时间较长，特别是N3期较长，REM期在后半夜所占时间较前半夜更长。REM期每90～120分钟出现一次，每次的持续时间依次延长。不同年龄的睡眠结构存在很大的不同。

★正常青年人：总睡眠时间中，N1期占5%～10%，N2期占50%～60%，N3期占15%～20%，REM期占20%左右。

★儿童：入睡后较快进入N3期，之后每个睡眠周期几乎都能进入N3期，N3期持续时间长，睡眠中觉醒次数少。婴幼儿REM期在总睡眠时间中占比很高，随着年龄增长逐渐下降。在NREM中，N3期占比亦随年龄增长而逐渐下降。

★老年人：睡眠潜伏期延长，N1期、N2期延长，很少进入N3期，REM总时间减少。睡眠中频繁觉醒，睡眠呈片段化。REM睡眠潜伏期缩短，称为REM前移。

★PSG监测患者：因为睡眠环境陌生以及连接导线所致的不适，可能出现N1期增加、N3期缺如。

7 PSG具有定量检测的特点

相对而言，脑电图侧重于"定性"，而PSG为"定量"检测方法。

脑电图要解决的主要问题包括：背景是正常的吗？在发作间期，有癫痫样放电吗？监测到的发作性事件是癫痫发作吗？癫痫发作的起源在哪里？显而易见，这些问题都是定性的。

而PSG需要测量发作到入睡的时间（睡眠潜伏期），睡眠效率（睡眠时间/卧床时间），AHI（每小时的呼吸暂停及低通气次数）等，这些指标都需要准确测量和计算，是"定量"的。数据结果先由软件进行判读，再经过人工复核确认，最后由软件进行定量分析。

所以，当脑电图的电极线脱落时，护士应该及时重新连接，而当PSG个别脑电电极线脱落时，可用替代导联进行睡眠分期，而不是立即重接，以免唤醒患者，影响诸多指标的测量结果。

既然PSG为"定量"的检测，意味着需要复杂的判读规则。每一帧都要分清为睡眠的哪一期，呼吸暂停、肢体运动等各种事件都需要被准确测量，然后除以睡眠时间以计算指数，得出精确的定量结果。

8 常见睡眠疾病简释

★失眠症

以入睡或睡眠维持困难所致的睡眠质量或数量达不到正常生理需求而影响日间社会功能的一种主观体验，是最常见的睡眠障碍性疾病。失眠的诊断需要3个方面的条件：一是要有入睡困难、睡眠维持障碍、早醒、睡眠质量下降、晨醒后无恢复感等症状；二是在有条件睡眠而且环境适合睡眠的情况下仍然出现上述症状；三是存在与睡眠相关的日间功能损害，如疲乏、思睡、精力不足、记忆力减退、影响情绪或工作状态等。

匹兹堡睡眠质量指数量表（Pittsburgh sleep quality index，PSQI）可用于评价失眠，主要针对近1个月的总体睡眠情况进行自评，共包含24个条目，由19个自评条目和5个他评条目构成，其中第19个自评条目和5个他评条目不参与计分，在此仅列参与计分的18个条目。对7个方面（维度）进行评估：整体睡眠质量、睡眠潜伏期、睡眠时间、睡眠效率、睡眠紊乱、所服用的催眠药物、嗜睡导致的日间功能障碍。PSQI的得分包括总分和7个单项分，总分＞5分，则说明睡眠质量差（表5-6、表5-7）。

表5-6　匹兹堡睡眠质量指数量表（PSQI）

指导：所有问题均指最近1个月

1. 晚上上床睡觉通常是_____点钟

2. 从上床到入睡通常需要_____分钟

3. 通常早上_____点起床

4. 每夜通常实际睡眠时间_____小时（不是指卧床时间）

5. 您有没有因下列情况而影响睡眠，请选1个最适合的答案

a. 入睡困难（30分钟不能入睡）	①无	②＜1次/周	③1～2次/周	④≥3次/周
b. 夜间易醒或早醒	①无	②＜1次/周	③1～2次/周	④≥3次/周
c. 夜间去厕所	①无	②＜1次/周	③1～2次/周	④≥3次/周
d. 呼吸不畅	①无	②＜1次/周	③1～2次/周	④≥3次/周
e. 大声咳嗽或鼾声高	①无	②＜1次/周	③1～2次/周	④≥3次/周
f. 感觉冷	①无	②＜1次/周	③1～2次/周	④≥3次/周
g. 感觉热	①无	②＜1次/周	③1～2次/周	④≥3次/周
h. 做噩梦	①无	②＜1次/周	③1～2次/周	④≥3次/周
i. 疼痛不适	①无	②＜1次/周	③1～2次/周	④≥3次/周

续表

j. 其他影响睡眠的事情（如有，请写明）_____				
	①无	②<1次/周	③1~2次/周	④≥3次/周
6. 总的来说，您的睡眠质量	①很好	②较好	③较差	④很差
7. 是否经常使用催眠药物	①无	②<1次/周	③1~2次/周	④≥3次/周
8. 您是否经常感到困倦	①无	②<1次/周	③1~2次/周	④≥3次/周
9. 做事的精力不足吗	①无	②偶尔	③有时	④经常

表5-7 PSQI的维度和计分方法

维度	条目	计分方法
整体睡眠质量	6	很好计0分；较好计1分；较差计2分；很差计3分
睡眠潜伏期	2	≤15分钟计0分；16~30分钟计1分；31~60分钟计2分；>60分钟计3分
	5a	无计0分；<1次/周计1分；1~2次/周计2分；≥3次/周计3分
	单项分	累加条目2和5a "0" 计0分；"1~2"计1分；"3~4"计2分；"5~6"计3分
睡眠时间	4	≥7小时计0分；6~<7小时计1分；5~<6小时计2分；<5小时计3分
睡眠效率	1、3、4	（4睡眠时间）/（3起床时间-1上床时间）>85%计0分；"75%~84%" 计1分；"65%~74%"计2分；"<65%" 计3分
睡眠紊乱	5b至5j	无计0分；<1次/周计1分；1~2次/周计2分；≥3次/周计3分
	单项分	累加条目5b至5j "0" 计0分；"1~9"计1分；"10~18" 计2分；"19~27" 计3分
所服用的催眠药物	7	无计0分；<1次/周计1分；1~2次/周计2分；≥3次/周计3分
嗜睡导致的日间功能障碍	8	无计0分；<1次/周计1分；1~2次/周计2分；≥3次/周计3分
	9	无计0分；偶尔计1分；有时计2分；经常计3分
	单项分	累加条目8和9 "0" 计0分；"1~2" 计1分；"3~4"计2分；"5~6"计3分

注：总分为7个单项分之和

★阻塞性睡眠呼吸暂停低通气综合征

睡眠呼吸暂停（sleep apnea）是一类常见的睡眠障碍，可分为阻塞性睡眠呼吸暂停（obstructive sleep apnea，OSA）、中枢性睡眠呼吸暂停（central sleep apnea，CSA）和混合型睡眠呼吸暂停（mixed sleep apnea，MSA）。

阻塞性睡眠呼吸暂停低通气综合征（obstructive sleep apnea hypopnea syndrome，OSAHS）的诊断标准如下：

临床有典型夜间睡眠打鼾伴呼吸暂停、日间嗜睡[Epworth嗜睡量表（ESS）评分≥9分]，查体可见上气道任何部位的狭窄及阻塞，AHI≥5次/时者可诊断为OSAHS。

对于日间嗜睡不明显（ESS评分<9分），AHI≥10次/时；或AHI≥5次/时，存在认知功能障碍、高血压、冠心病、脑血管疾病、糖尿病、失眠中的至少1项，也可诊断为OSAHS。

图5-8展示了睡眠呼吸暂停的多导睡眠监测图形。

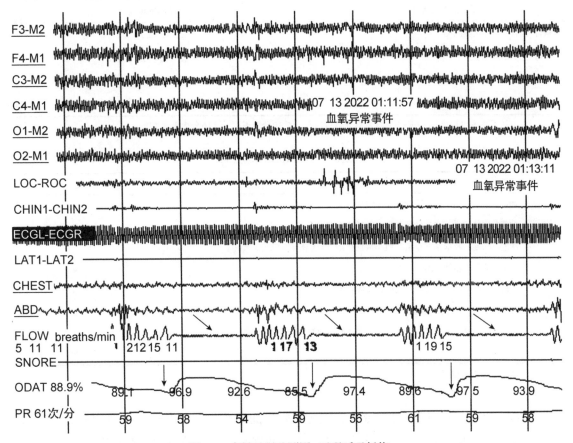

图5-8　多导睡眠监测图 - 睡眠呼吸暂停

"╲"所指为口鼻气流中断，"↓"所指为随后的血氧降低（F3-M2：左额 - 右乳突；F4-M1：右额 - 左乳突；C3-M2：左中央 - 右乳突；C4-M1：右中央 - 左乳突；O1-M2：左枕 - 右乳突；O2-M1：右枕 - 左乳突；LOC-ROC：眼动电图；CHIN1-CHIN2：下颏肌电；ECGL-ECGR：心电图；LAT1-LAT2：左腿肌电；CHEST：胸式呼吸；ABD：腹式呼吸；FLOW：口鼻气流；SNORE：鼾音；OSAT：血氧饱和度；PR：脉搏）

　　Epworth嗜睡量表（ESS），Stanford嗜睡量表（Stanford sleepiness scale，SSS）是自评嗜睡症状的工具。ESS评价8种常见情况下打瞌睡的可能性，求累计得分（表5-8）。而SSS评定嗜睡的主观感受，除已经入睡之外，分为7个等级，超过3级为嗜睡（表5-9）。这些嗜睡量表的得分与OSA的严重程度相关。

表5-8　Epworth嗜睡量表

近期生活中通常出现的状态	瞌睡的可能
坐着阅读	□0 □1 □2 □3
观看电视	□0 □1 □2 □3
在公共场所（如剧院或会议室）坐着不活动	□0 □1 □2 □3
作为乘客在汽车内连续坐1小时	□0 □1 □2 □3

续表

近期生活中通常出现的状态	瞌睡的可能
条件允许时，午后静卧休息	□0 □1 □2 □3
坐着与人交谈	□0 □1 □2 □3
未饮酒情况下，午餐后静坐	□0 □1 □2 □3
堵车时在车内等候数分钟	□0 □1 □2 □3

注：0从不瞌睡；1轻度；2中度；3重度。总分最高24分；≤10分为正常，≥16分为重度嗜睡

表5-9　Stanford嗜睡量表

嗜睡程度	评定等级
情绪活跃，富有活力，警觉或完全清醒	1
功能状态良好，但未达最佳状态；能够集中精力	2
清醒、松弛；反应基本正常，但非最佳状态	3
稍微不清醒，情绪不高	4
模糊；开始失去保持清醒的兴趣；反应减慢	5
困倦，欲睡，但可抵抗睡意；希望躺下休息	6
无法抵抗睡意，可立即进入睡眠；出现类似做梦的思维活动	7
入睡	X

注：超过3级为嗜睡

STOP-BANG筛查问卷是阻塞性睡眠呼吸暂停的筛查工具（表5-10），通过打鼾、疲劳、观察、血压、体重指数、年龄、颈围、性别8个问题来推测OSA的可能性。该类量表主要由5类问题组成：第一，OSA的直接证据，如打鼾和旁人目击的呼吸暂停；第二，OSA常见的日间症状，如嗜睡、疲劳等；第三，容易导致上气道狭窄及阻塞的身形特征，如体重指数、颈围；第四，OSA导致的全身性疾病，其中最重要者为高血压；第五，年龄与性别。这些问题与前述OSAHS诊断标准的思路是一致的。

表5-10　STOP-BANG筛查问卷

①打鼾（snoring）：打鼾声音大吗（比说话的声音大或关上门仍能听到）？	□是	□否
②疲劳（tired）：白天经常感到疲劳、乏力或者昏昏欲睡吗？	□是	□否
③观察（observed）：有没有人观察到你在睡眠时出现呼吸暂停？	□是	□否
④血压（blood pressure）：曾经或正在接受降压治疗吗？	□是	□否
⑤体重指数（BMI）：BMI大于$35kg/m^2$？	□是	□否
⑥年龄（age）：年龄超过50岁？	□是	□否
⑦颈围（neck circumference）：颈围超过40cm？	□是	□否
⑧性别（gender）：是男性吗？	□是	□否

注：回答"是"的条目少于3个为OSA低风险，3个或以上为高风险

★发作性睡病

发作性睡病多见于青少年。特征性症状是白天反复发作不可抗拒的睡眠。经典四联症为白天发作睡眠、猝倒、睡眠瘫痪、入睡前幻觉。发作性睡病可分为两型：脑脊液下丘脑分泌素-1（Hcrt-1）水平显著下降为1型，常有猝倒发作；Hcrt-1水平正常者为2型，无猝倒发作。

多次睡眠潜伏期试验（multiple sleep latency test，MSLT）：连接PSG，患者躺好、关灯入睡，入睡15分钟后唤醒（如未能入睡，则在关灯后20分钟结束），如此重复5次，每次间隔2小时，间隔期间保持清醒状态。

两个电生理诊断要点：平均睡眠潜伏期缩短（≤8分钟）和以REM起始的睡眠（sleep onset REM periods，SOREMP）。SOREMP的定义是REM在睡眠开始15分钟内出现。

需要鉴别的疾病一个是特发性过度睡眠，也有白天发作睡眠，多为青少年，但没有以上发作性睡病的其他诸多临床及PSG特征，有头痛等自主神经表现。另一个是克莱恩-莱文综合征，发作的睡眠时间长达数天至数周，伴醒后精神症状和贪食。

★不宁腿综合征与周期性腿动

不宁腿综合征（restless legs syndrome，RLS）可发生于任何年龄，但以中老年人多见。表现为下肢各种各样的或难以形容的感觉异常与不适，静息时出现或加重，傍晚夜间加重，患者有活动双腿的强烈愿望，被迫活动、敲打下肢或下床行走以减轻痛苦。

80%的RLS患者伴有周期性腿动（periodic limb movement，PLM）。睡眠中，PLM患者节律性地、重复刻板地出现大足趾背伸、踝关节背伸，或膝关节、髋关节屈曲。PSG诊断标准为：每次腿动的时间持续0.5～10秒，且胫骨前肌肌电图电压较静息状态增加≥8μV，每次腿动发作起点间隔5～90秒（如果不足5秒，计为单次腿动），连续≥4次定义为周期性腿动。图5-9展示了周期性腿动的多导睡眠监测图。患者可能主诉失眠或过度嗜睡，或无自觉症状，由别人发现其腿动。

★夜惊症

夜惊症（sleep terrors）是一种觉醒障碍，脑电图表现为觉醒反应，但行为觉醒不完全，儿童多见。发作时突然坐起，哭泣或高声尖叫，有严重恐惧感，常伴有交感神经兴奋症状如出汗、呼吸增快、心率增快。如果醒来，可能伴有意识模糊和定向力障碍。次日对发作不能回忆或仅有模糊印象。PSG显示脑电图从慢波睡眠图形突然转变为低波幅去同步化图形，呼吸、心率增快，肌张力增加。

夜惊症需要与睡眠中的额叶癫痫发作相鉴别。夜惊症常发生在第一个或第二个睡眠周期的N3期，即慢波睡眠期，所以一般发生于入睡60分钟之后；症状有明显的情绪色彩，行为有目的性，持续时间较长，5～10分钟，一般一夜仅发作一次。额叶癫痫好发于N1期或N2期，所以有可能入睡后短时间即发作；症状简单刻板，无目的性，一般持续数十秒至1分钟，发作频繁，可连续每夜均发作，一夜发作多次，整夜脑电图和PSG监测有助于鉴别。

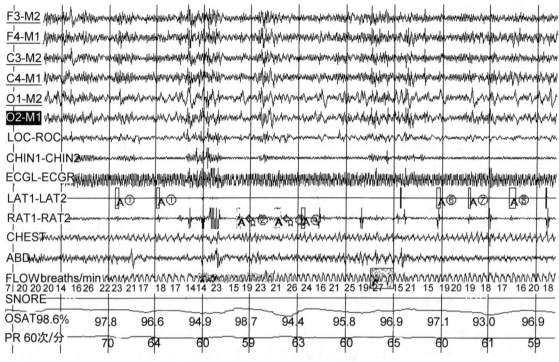

图 5-9 多导睡眠监测图 - 周期性腿动

双腿肌电导联可见周期性重复出现的腿动（F3-M2：左额 - 右乳突；F4-M1：右额 - 左乳突；C3-M2：左中央 - 右乳突；C4-M1：右中央 - 左乳突；O1-M2：左枕 - 右乳突；O2-M1：右枕 - 左乳突；LOC-ROC：眼动电图；CHIN1-CHIN2：下颏肌电；ECGL-ECGR：心电图；LAT1-LAT2：左腿肌电；RAT1-RAT2：右腿肌电；CHEST：胸式呼吸；ABD：腹式呼吸；FLOW：口鼻气流；SNORE：鼾音；OSAT：血氧饱和度；PR：脉搏）

★ 睡行症

睡行症（sleep walking）也是一种觉醒障碍。多见于儿童，多数在青春期消失。也可见于成人患者，绝大多数曾在儿时发作。常发生在入睡后 1～2 小时，从睡眠中坐起，下地行走或出现无目的动作，不会与别人交流，但可喃喃自语。如果在发作过程中被唤醒，可有短暂意识模糊和定向力缺失。一般发生在 N3 期，脑电图由慢波睡眠期图形转化为超同步化的慢波节律，或弥漫性 δ 活动，也可出现 θ、α 或 β 活动。通过睡眠期脑电图监测可鉴别癫痫复杂部分性发作的自动症。

★ REM 睡眠行为障碍

REM 睡眠行为障碍（REM sleep behavior disorder，RBD）是一种发作性疾病，REM 肌肉未能正常松弛，并出现与梦境相关的异常行为动作，动作常粗暴猛烈，如拳打、脚踢、翻滚、呼喊等，可导致自伤或伤及同床者。患者对发作过程不能回忆或仅能部分回忆。特发性 RBD 多见于老年男性，有可能是突触核蛋白病的前期症状，部分患者后来发展为帕金森病、路易体痴呆、多系统萎缩等神经系统变性疾病。REM 肌电监测有 2 种特征性改变：下颏肌张力持续性增高；下颌或肢体肌电出现多发短暂性暴发活动。

★异态睡眠

异态睡眠（parasomnia）是出现在特定睡眠期或睡眠-觉醒转换阶段的异常事件。可定义为"发生在入睡时、睡眠期间或从睡眠中醒来时的各种令人不愉快的生理事件或体验"。前述的夜惊症、梦游症、REM睡眠行为障碍均属于异态睡眠，特别需要注意的是，前两者多发于N3期，而后者发于REM期。异态睡眠需要与夜间发作性癫痫相鉴别。